Stephan Scharla (Hrsg.)

Diabetes Mellitus und Knochen

Stephan Scharla (Hrsg.)

Diabetes Mellitus und Knochen

Osteoporose als Folgeerkrankung:
Konsequenzen für die Praxis

DE GRUYTER

Herausgeber
PD Dr. med. habil. Stephan Scharla
Innere Medizin, Endokrinologie/Diabetologie
Salinenstraße 8
83435 Bad Reichenhall
E-Mail: SScharla@gmx.de

ISBN: 978-3-11-057483-8
e-ISBN (PDF): 978-3-11-057577-4
e-ISBN (EPUB): 978-3-11-057491-3

Library of Congress Control Number: 2021952044

Bibliografische Information der Deutschen Nationalbibliothek
Die Deutsche Nationalbibliothek verzeichnet diese Publikation in der Deutschen Nationalbibliographie; detaillierte bibliografische Daten sind im Internet über http://dnb.d-nb.de abrufbar.

© 2022 Walter de Gruyter GmbH, Berlin/Boston
Einbandabbildung: Dr_Microbe / iStock / Getty Images
Satz/Datenkonvertierung: L42 AG, Berlin
Druck und Bindung: CPI books GmbH, Leck

www.degruyter.com

Geleitwort

Als wissenschaftliche Fachgesellschaft fördert die Deutsche Gesellschaft für Endokrinologie die Grundlagen- und klinische Forschung auf dem Gebiet der Endokrinologie sowie den translationalen Transfer wissenschaftlicher Erkenntnis in die Klinik (from bench-to-bedside) und unterstützt ausdrücklich den multidisziplinären Erfahrungsaustausch. Hormone beeinflussen nahezu alle physiologischen und pathophysiologischen Mechanismen, wodurch die Endokrinologie eines der wichtigsten Querschnittsfächer in der forschenden und klinischen Medizin darstellt. Das Spektrum umfasst eine Vielzahl seltener Erkrankungen, aber auch die großen Volkskrankheiten Adipositas, Diabetes und Osteoporose.

Als Präsident dieser Fachgesellschaft freue ich mich daher ganz besonders, dass das vorliegende Fachbuch die Verbindung zwischen den beiden häufigsten Volkskrankheiten Diabetes und Osteoporose fundiert aufgreift und interdisziplinär behandelt. Beide Erkrankungen sind durch endokrine Störungen unter dem Einfluss von Umwelt und Lebensstil entstanden. Neue Daten belegen Wechselwirkungen zwischen beiden Erkrankungen, aber auch den Einfluss der jeweiligen Therapiekonzepte.

Durch Einbindung hochkompetenter Spezialisten ist ein multidisziplinäres Fachbuch entstanden, das Lesern aus allen medizinischen Fachgebieten einen umfassenden Überblick und zahlreiche neue Erkenntnisse zu den Krankheitsentitäten und Therapiemöglichkeiten bietet. Die Umsetzung dieses fokussierten Wissens erlaubt betroffenen Patienten eine zielgerichtete und individualisierte Therapie anzubieten.

Prof. Dr. med. Günter K. Stalla
Präsident der Deutschen Gesellschaft für Endokrinologie

https://doi.org/10.1515/9783110575774-201

Inhalt

Geleitwort —— V

Verzeichnis der Autoren —— XI

1   Einleitung —— 1

2   Epidemiologie der Osteoporose bei Diabetes mellitus —— 5
2.1   Diabetes und Osteoporose in der Bevölkerung —— 5
2.2   Die Frakturrisiken bei Typ-1- und Typ-2-Diabetes —— 6
2.3   Spezielle Betrachtung des Typ-1-Diabetes —— 8
2.4   Spezielle Betrachtung des Typ-2-Diabetes —— 9
2.5   Einfluss von Güte der Blutzuckerkontrolle und
     Auswahl der Medikamente auf das Frakturrisiko —— 11
2.6   Die Rolle von Adipositas und metabolischem Syndrom —— 12
2.7   Ausblick zu Knochen, Muskel und Diabetes – Osteosarkopenie
     und Glukosestoffwechsel —— 13
2.8   Zusammenfassung —— 15

3   Pathogenese des erhöhten Frakturrisikos bei Diabetes mellitus —— 19
3.1   Veränderung der Knochendichte —— 20
3.2   Knochenstoffwechsel und -umbaurate bei Diabetes mellitus —— 20
3.3   Einfluss von hohen Glukosekonzentrationen auf den Knochen
     und das Frakturrisiko —— 23
3.4   Knochenmark-Verfettung —— 26
3.5   Adipositas und Frakturrisiko —— 26
3.6   Endokrines System und Knochen (Insulin, Adipokine, Osteocalcin) —— 28
3.7   Vitamin D —— 30
3.8   Sturzrisiko —— 35
3.9   Medikamente —— 36
3.10   Andere —— 36

4   Einfluss von Inkretinen und oralen Antidiabetika auf Knochenstoffwechsel
     und Frakturrisiko —— 43
4.1   Metformin —— 44
4.1.1   Präklinische Daten —— 44
4.1.2   Klinische Daten —— 45
4.2   Sulfonylharnstoffe —— 46
4.2.1   Präklinische Daten —— 46
4.2.2   Klinische Daten —— 46
4.3   Thiazolidinedione —— 48
4.3.1   Klinische Daten zum Frakturrisiko —— 48

4.3.2   Klinische Daten zu Knochendichte und Knochen-Turnover —— 49

4.3.3   Präklinische Datenmechanismen des TZD-induzierten Knochenverlusts —— 50

4.4   Inkretine —— 52

4.4.1   GLP-1 Rezeptor Agonisten (GLP-1 RA) —— 53

4.4.2   DPP-4-Inhibitoren —— 55

4.5   SGLT2-Inhibitoren —— 57

4.5.1   Klinische Daten —— 58

5   Osteoporose-Diagnostik bei Diabetes mellitus —— 67

5.1   Labordiagnostik —— 67

5.2   Basislabor —— 67

5.3   Vitamin D —— 68

5.4   Knochenumbauparameter —— 69

5.4.1   Marker des Knochen-Abbaus —— 70

5.4.2   Marker des Knochen-Aufbaus —— 72

5.5   Ausblick Laborbestimmungen —— 74

5.6   Zusammenfassung —— 75

5.6.1   Knochenumbauparameter —— 75

5.6.2   Glukosestoffwechsel —— 75

5.7   Fazit —— 76

6   Bildgebende Diagnostik und klinische Risikoabschätzung der Osteoporose bei Diabetes mellitus —— 79

6.1   Einleitung —— 79

6.2   DXA-Knochendichtemessung —— 80

6.3   Trabecular Bone Score (TBS) —— 82

6.4   Mikro- und Makroarchitektur: HRpQCT und QCT —— 86

6.5   Materialeigenschaften: Mikroindentation —— 88

6.6   Andere Methoden —— 89

6.7   Klinische Risikofaktoren für Frakturen —— 90

6.8   Frakturrisikoabschätzung —— 91

6.9   Frakturrisiko bei Typ-1-Diabetes mellitus —— 91

6.9.1   Hüftfrakturrisiko —— 91

6.9.2   Wirbelkörperfrakturrisiko —— 92

6.9.3   Sonstige Frakturen, allgemeines Frakturrisiko —— 92

6.10   Frakturrisiko bei Typ-2-Diabetes mellitus —— 92

6.10.1   Hüftfrakturrisiko —— 92

6.10.2   Wirbelkörperfrakturrisiko —— 94

6.10.3   Sonstige Frakturen —— 95

6.11   Konsequenzen für die Diagnostik in der Praxis —— 95

6.12   Zusammenfassung —— 97

7	**Diabetes und Osteoporose – Prävention und Therapie** —— **103**	
7.1	Prävention —— 103	
7.1.1	Lebensstilmaßnahmen —— 103	
7.2	Diabetesmedikamente und Osteoporose —— 105	
7.2.1	Metformin —— 105	
7.2.2	Inkretin-basierte Medikamente —— 106	
7.2.3	SGLT2-Inhibitoren —— 106	
7.2.4	Sulfonylharnstoffe —— 106	
7.2.5	Insulin —— 107	
7.2.6	Glitazone —— 107	
7.2.7	Zusammenfassung Prävention der Osteoporose bei Diabetes mellitus —— 107	
7.3	Effekt der antiosteoporotischen Medikation auf den Glukosemetabolismus —— 108	
7.3.1	Bisphosphonate —— 109	
7.3.2	Denosumab —— 110	
7.3.3	Teriparatid —— 110	
7.3.4	SERMS —— 111	
7.3.5	Romosozumab —— 111	
7.4	Effekt der antiosteoporotischen Medikation bei Diabetes mellitus —— 112	
7.4.1	Bisphosphonate —— 112	
7.4.2	Denosumab —— 113	
7.4.3	Teriparatid —— 114	
7.4.4	SERMS —— 114	
7.4.5	Romosozumab —— 115	
7.4.6	Zusammenfassung Therapie der Osteoporose bei Diabetes mellitus —— 115	

Stichwortverzeichnis —— **121**

Verzeichnis der Autoren

Prof. Dr. Walter Josef Fassbender, M.Sc.
medica
MEDIZINISCHE LABORATORIEN Dr. F. KAEPPELI AG
Endokrinologie FMH/Labormedizin FAMH
Wolfbachstr. 17
Postfach 8024 Zürich
Schweiz
E-Mail: w.j.fassbender@medica.ch
Kapitel 5

Dr. rer. med. Maren G. Glüer
Glueer-Consulting
Babendiekstraße 53
22587 Hamburg
E-Mail: mgg@glueer-consulting.de
Kapitel 6

Prof. Dr. Claus-C. Glüer
Christian-Albrechts-Universität zu Kiel
Klinik für Radiologie und Neuroradiologie
Sektion Biomedizinische Bildgebung
Am Botanischen Garten 14
24118 Kiel
E-Mail: glueer@rad.uni-kiel.de
Kapitel 6

Dr. med. Katja Gollisch
Universitätsmedizin Göttingen
Klinik für Gastroenterologie, gastrointestinale
Onkologie und Endokrinologie
Robert-Koch-Str. 40
37075 Göttingen
E-Mail: katja.gollisch@med.uni-goettingen.de
Kapitel 7

Prof. Dr. med. Christian Meier
Klinik für Endokrinologie, Diabetologie
und Metabolismus
Petersgraben 4
CH-4031 Basel
E-Mail: christian.meier@unibas.ch
Kapitel 4

PD Dr. med. habil. Stephan Scharla
Innere Medizin, Endokrinologie/Diabetologie
Salinenstraße 8
83435 Bad Reichenhall
E-Mail: SScharla@gmx.de
Kapitel 1, 3

Prof. Dr. med. Ralf Schmidmaier
LMU Klinikum
Medizinische Klinik IV
Ziemssenstraße 5
80336 München
E-Mail: ralf.schmidmaier@med.lmu.de
Kapitel 2

Dr. med. Lilian Sewing
Klinik für Endokrinologie, Diabetologie
und Metabolismus
Universitätsspital Basel
Petersgraben 4
CH-4031 Basel
E-Mail: lilian.sewing@usb.ch
Kapitel 4

Prof. Dr. med. Heide Siggelkow
Universitätsmedizin Göttingen
Klinik für Gastroenterologie, gastrointestinale
Onkologie und Endokrinologie
Robert-Koch-Str. 40
37075 Göttingen
E-Mail: heide@siggelkow.me
Kapitel 7

Birgit Willmann
WBA Arbeitsmedizin
Hoher Ring 45
46145 Oberhauen
E-Mail: birgitwillmann@icloud.com
Kapitel 5

1 Einleitung

Stephan Scharla

Als Internist mit dem Schwerpunkt Endokrinologie und Diabetologie beschäftigt man sich nicht nur mit seltenen Erkrankungen des Hormonsystems, sondern auch mit den so genannten Volkskrankheiten, die mehrere Millionen Menschen betreffen. Dazu gehören der Diabetes mellitus, an dem 8 Millionen Menschen in Deutschland erkrankt sind (Stand 11/2020, Deutsche Diabetesgesellschaft) und die Osteoporose, von der in Deutschland ca. 6–7 Millionen Menschen betroffen sind (Dachverband deutschsprachiger osteologischer Fachgesellschaften, DVO, Stand 2018). Diabetes mellitus und Osteoporose haben viele Gemeinsamkeiten: Beide Erkrankungen sind wesentlich durch Stoffwechselstörungen und durch Hormonstörungen verursacht, unterliegen aber auch einem erheblichen Einfluss von Umweltbedingungen und Lebensstil (z. B. Ernährung, körperliche Aktivität). Sowohl Diabetes mellitus als auch Osteoporose treten in höherem Alter gehäuft auf, und es ist deshalb nicht verwunderlich, dass viele Patienten an beiden Erkrankungen gleichzeitig leiden. Es hat sich aber herausgestellt, dass dies nicht nur eine statistische Koinzidenz ist, sondern dass der Diabetes mellitus (sowohl Typ 1 als auch Typ 2) einen unabhängigen Risikofaktor für die Entstehung einer Osteoporose und das Auftreten von Knochenbrüchen darstellt. Dies wird in der S3-Leitlinie Osteoporose des DVO berücksichtigt, indem der Diabetes mellitus als Aufgreif-Kriterium für eine Knochendichtemessung genannt wird. Weiterhin steigert das Vorliegen eines Diabetes mellitus Typ 1 die Dringlichkeit für eine medikamentöse Osteoporose-Therapie.

Mittlerweile wurde eine Reihe von Pathomechanismen auf klinischer und grundlagenwissenschaftlicher Basis bis hin zur Molekularpathologie erforscht, die eine Erklärung für die Entstehung einer Osteoporose als Folge des Diabetes mellitus bieten. Folgerichtig sollte die Osteoporose als eine mögliche Folgeerkrankung des Diabetes mellitus angesehen werden, neben Gefäß- und Nervenerkrankungen (siehe Abb. 1.1).

Diabetes mellitus und Osteoporose sind Erkrankungen, die viele medizinische Fachdisziplinen und Gesundheitsberufe involvieren. Deshalb besteht die Notwendigkeit, anhand eines kompakten Überblicks für Ärzte verschiedener Fachdisziplinen (Innere Medizin, Orthopädie, Allgemeinmedizin u. a.) und für Angehörige verschiedener Gesundheitsberufe (Apotheker, Diabetesberater, Physiotherapeuten, u. a.) umfassende, aber auch verständliche Informationen über Diabetes mellitus und Osteoporose anzubieten.

Dazu konnten namhafte Autoren gewonnen werden, zum Teil aus dem Kreis der Sektion Knochenstoffwechsel der Deutschen Gesellschaft für Endokrinologie, aber auch Kolleginnen und Kollegen aus der Schweiz und aus der Gesundheitswissenschaft.

Ralf Schmidmaier geht im Kapitel 2 auf die Häufigkeit es Auftretens von Osteoporose bei Patienten mit Diabetes mellitus Typ 1 und Typ 2 ein. Dabei widmet er sich

https://doi.org/10.1515/9783110575774-001

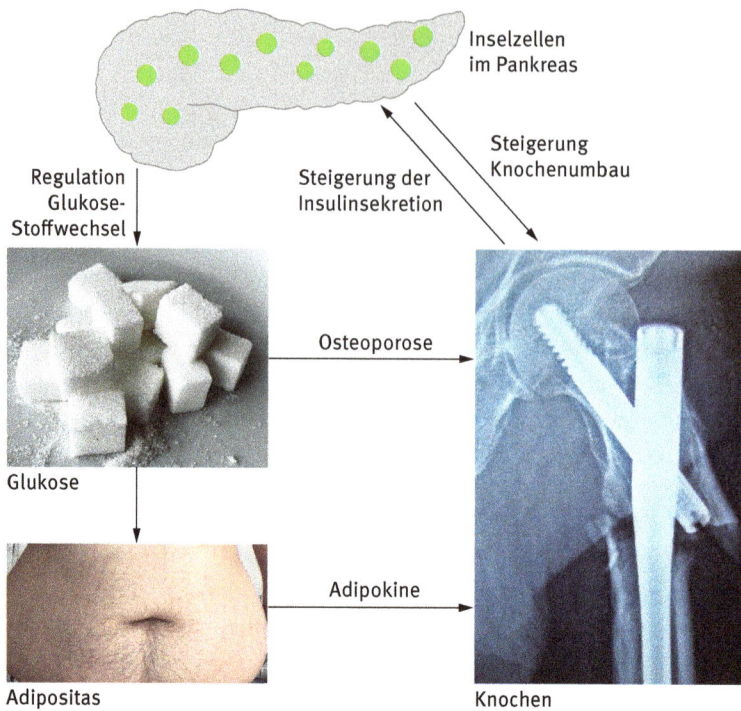

Abb. 1.1: Gegenseitige Beeinflussung des Zucker- und Knochenstoffwechsels. Hohe Glukosespiegel verändern die Zusammensetzung der Knochensubstanz und der Knochenarchitektur. Zusammen mit einem erhöhten Sturzrisiko führt dies zu Knochenbrüchen, insbesondere auch zu Femurfrakturen. Über eine Zunahme des Fettgewebes und veränderten Fettgewebshormonen (Adipokine) wird der Knochen zusätzlich beeinflusst. Der Knochen selbst ist auch ein endokrines Organ, wobei das bei der Knochenresorption freigesetzte Osteocalcin die Insulinsekretion steigert. Insulin wiederum führt zu einer Steigerung des Knochenumbaus.

der Epidemiologie und der Frage, ob alle Diabetiker frakturgefährdet sind und ob Subgruppen mit einem hohen Risiko beschrieben werden können. Diabetes mellitus Typ 1 geht mit einem deutlich erhöhten Frakturrisiko einher. Bei Diabetes mellitus Typ 2 erscheint der Faktor Insulintherapie ein Indikator für erhöhtes Frakturrisiko zu sein. Weiterhin sind Risikogruppen durch lange Krankheitsdauer und schlechte Zuckereinstellung definiert.

Im Kapitel 3 (Stephan Scharla) wird näher auf die Ursachen der sich verschlechterten Knochenqualität bei Diabetes mellitus eingegangen. Dabei spielen die Glykierung von Knochenproteinen, der veränderte Knochenstoffwechsel, und auch die hormonellen Einflüsse eine Rolle. Dabei wird auch auf die Rolle des Vitamin D eingegangen. Für das Frakturrisiko ist aber auch der Einfluss des Sturzrisikos, z. B. infolge Neuropathie zu berücksichtigen.

Lilian Sewing und Christian Meier gehen in Kapitel 4 auf die Einflüsse der Inkretine und oralen Diabetesmedikamente auf den Knochenstoffwechsel ein. In der modernen Therapie des Diabetes mellitus Typ 2 spielen orale Antidiabetika und Inkretine, auch wegen ihrer kardioprotektiven Wirkung, eine bedeutende Rolle. Deshalb sollten die Wechselwirkungen mit dem Knochen im Auge behalten werden.

Walter Faßbender geht in Kapitel 5 auf die Labordiagnostik ein, die einen wichtigen Eckpfeiler im Erkennen von Knochenerkrankungen darstellt.

Maren Glüer gibt in Kapitel 6 einen umfassenden Überblick auf die radiologische Diagnostik der Knochendichte und der Knochenstruktur. Dabei werden die Ergebnisse der technischen Diagnostik in den klinischen Zusammenhang gebracht und ein Algorithmus von der Diagnostik zur Therapieindikation aufgestellt. Dabei werden die aktuellen statistischen Risikoberechnungen dargestellt.

Schließlich stellen Katja Gollisch und Heide Siggelkow im Kapitel 7 die Möglichkeiten der Prävention und der medikamentösen Therapie der Osteoporose bei Diabetes mellitus vor. Dabei untersuchen sie auch, inwieweit Osteoporose-Medikamente bei Patienten mit Diabetes mellitus wirken und ob sie sogar einen günstigen Effekt auf den Zuckerstoffwechsel haben.

Unser Buch soll somit die Brücke zwischen Diabetologie und Osteologie schlagen und dazu beitragen, dass wir alle sozusagen über den Tellerrand des eigenen Fachgebietes hinausblicken und für die komplexen Bedürfnisse unserer Patienten sensibilisiert werden.

2 Epidemiologie der Osteoporose bei Diabetes mellitus

Ralf Schmidmaier

2.1 Diabetes und Osteoporose in der Bevölkerung

Diabetes mellitus ist häufig und Osteoporose ist häufig, daher ist schon stochastisch eine signifikante Komorbidität zu erwarten, die unabhängig von Kausalität zu klinischen Problemen führen kann: diabetische Nephropathie und Osteoporosemedikamente, diabetische Angiopathie und Mobilität, diabetische Retinopathie/Neuropathie und Sturzrisiko. Diabetes und Osteoporose gehören zu den stärksten Risikofaktoren für Mortalität im hohen Alter. Der Typ-2-Diabetes mellitus (T2DM) ist wesentlich häufiger als der Typ-1-Diabetes mellitus (T1DM) und ist mit Wohlstandsgesellschaften und Alter assoziiert. Für den T2DM ist also genauso wie für die Osteoporose mit einer deutlichen Zunahme der Prävalenz und damit auch mit einer Zunahme der Koinzidenz in einer alternden Gesellschaft zu rechnen. Der T1DM tritt ja in jüngerem Alter auf und erfordert besondere Aufmerksamkeit, da diese Patienten in der Regel keine weiteren Begleiterkrankungen oder Begleitmedikationen besitzen, sondern das primäre Ziel verfolgt wird, T1DM-bedingte Organschädigungen zu verhindern. Hier stellte sich die Frage, ob und wann auch Schädigungen des Knochens auftreten können und wie diese verhindert bzw. behandelt werden können. Bei beiden Diabetesformen geht es zunächst darum, zu ermitteln, in welchen klinischen Situationen auf Knochenschäden hin untersucht werden soll und in welchen klinischen Situationen das Frakturrisiko so hoch ist, dass therapeutische Maßnahmen ergriffen werden müssen.

Um diese Fragen zu beantworten, bedient man sich der Epidemiologie. Durch Beobachtung von ganzen Populationen ergänzt die Epidemiologie als wissenschaftliches Fach die pathophysiologische Grundlagenforschung und die individualmedizinische Betreuung von Patienten. Im diagnostischen Prozess ist die Kenntnis über die Häufigkeiten und Wahrscheinlichkeiten von medizinischen Erscheinungen in speziellen Kontexten entscheidend um Differenzialdiagnosen sinnvoll zu erwägen und rational und zielgerichtet Diagnostik zu indizieren. Pathophysiologische Prinzipien können auf ihre Relevanz in der Versorgung überprüft werden und andererseits können epidemiologische Zusammenhänge Forschungsfragen und Hypothesen zur Pathophysiologie generieren. Im Kontext von zwei Volkskrankheiten wie Diabetes und Osteoporose, die gehäuft beim alternden Menschen mit all seinen Komorbiditäten und Co-Medikationen auftreten, kann die Epidemiologie helfen, klinisch relevante Zusammenhänge und typische diagnostische Muster zu erkennen. Kernfragen sind: kommt es bei Diabetes gehäuft zu Osteoporose bzw. zu osteoporotischen Frakturen? Sind alle Diabetiker frakturgefährdet bzw. wie kann man besonders gefährdete Subgruppen erkennen? Sind die Diabetes-assoziierten Risiken durch Co-Faktoren wie Al-

https://doi.org/10.1515/9783110575774-002

ter, Adipositas oder Knochendichte zu erklären oder stellt der Diabetes einen davon unabhängigen Faktor dar, der die Knochenqualität unabhängig von Alter und Knochendichte so weit schädigt, dass es gehäuft zu Frakturen kommt?

Nach der aktuell gültigen Leitlinie des Dachverbandes Osteologie (DVO) aus dem Jahr 2017 (abrufbar unter www.dv-osteologie.org) sind T1DM und T2DM als relevante klinische Risikofaktoren für Osteoporose einzustufen. Der T1DM wird aufgrund eines relativen Risikos für Femurfrakturen zwischen 2,5 und 3,5 als mäßiger bis starker Risikofaktor eingestuft. Der Risikofaktor scheint für Frauen und Männer ähnlich relevant zu sein. Leider liegen nur wenige Studien vor, die ein von Alter- und Knochendichte unabhängiges Risiko untersucht haben, doch ergibt sich auch hier ein signifikant erhöhtes Frakturrisiko. Die Leitlinienkommission hat den T1DM als starken Risikofaktor eingestuft für Hüftfrakturen und Wirbelkörperfrakturen. Bei Vorliegen eines T1DM soll die Therapiegrenze um + 1,0 T-Score verschoben werden.

Bezüglich T2DM erklärt die DVO-Leitlinie, dass ein mäßig erhöhtes Risiko für proximale Femurfrakturen bestünde, jedoch für vertebrale Frakturen keine ausreichende Datenlage vorhanden sei. In der aktuellen Leitlinienfassung wird der T2DM als moderater Risikofaktor für die Diagnostik bei postmenopausalen Frauen über 60 Jahre und Männern über 70 Jahre verwendet, um die Indikation zu weiterführenden Basisuntersuchungen zu stellen. Zur Modulation der Therapiegrenze wird der T2DM derzeit nicht verwendet. Jede Typ-2-Diabetikerin sollte also ab dem 60. Lebensjahr und jeder Typ-2-Diabetiker ab dem 70. Lebensjahr eine ausführliche osteologische Anamnese und Untersuchung, ein Osteoporosebasislabor und eine Knochendichtemessung erhalten – zudem eine Röntgenaufnahme der Wirbelsäule (oder alternativ ein Vertebral Fracture Assessment mittels DXA) bei klinischen Hinweisen zum Ausschluss bzw. Nachweis asymptomatischer Wirbelkörperfrakturen.

2.2 Die Frakturrisiken bei Typ-1- und Typ-2-Diabetes

In einer sehr großen und sehr aktuellen Metaanalyse aus 2019 [1], die überwiegend prospektive Studien analysierte, zeigte sich ein signifikant erhöhtes Risiko für Frakturen bei Diabetes im Vergleich zu Patienten ohne Diabetes (RR 1,32; P < 0,001). Dabei zeigte sich kein Unterschied zwischen Frauen und Männern. Signifikante Unterschiede ergaben sich vor allem für den Vergleich der Diabetes-Subtypen mit einem höheren Risiko für Typ 1 im Vergleich zu Typ 2. Die Betrachtung der verschiedenen Frakturtypen zeigte keine signifikante Risikoerhöhung für Radiusfrakturen und vertebrale Frakturen, jedoch für Femurfrakturen und Humerusfrakturen. Bzgl. der vertebralen Frakturen ist anzumerken, dass keine Studien zum Typ-1-Diabetes vorlagen.

Wie einleitend erwähnt spielt die Koinzidenz im Alter eine besondere Rolle. Zum einen treten T2DM und Osteoporose dort mit steigender Inzidenz und Prävalenz auf, zudem liegt bei T1DM dann eine besonders lange Krankheitsdauer vor. Für osteoporotische Frakturen ist das Alter der stärkste Risikofaktor. Eine schwedische Kohortenstudie (FRAILCO) untersuchte 6 Jahre lang 429.313 Frauen und Männer im Alter von durchschnittlich 81 Jahren (58 % Frauen) [2]. 5543 Patienten hatten einen T1DM. 79.159 Patienten hatten einen T2DM, davon 41 % mit oraler Therapie, 45 % mit Insulin und 14 % ohne medikamentöse Diabetestherapie. Wie in anderen Studien besteht das höchste Frakturrisiko für Typ-1-Diabetiker. Regressionsanalysen zeigten nach Adjustierung für Alter, Geschlecht, Körpergröße und Körpergewicht für Typ-2-Diabetiker ein (gering) erhöhtes Frakturrisiko und ein erhöhtes Risiko für nicht-skelettale sturzbedingte Verletzungen. Dies lässt vermuten, dass die erhöhte Sturzgefahr wesentlich zum erhöhten Frakturrisiko beiträgt. Organschäden des Diabetes mellitus wie Retinopathie und Neuropathie, aber auch Hypoglykämie-induzierende Medikamente könnten zu einem erhöhten Sturzrisiko beitragen. In vielen epidemiologischen Studien wird Insulintherapie bei T2DM als Marker für lange Krankheitsdauer und vormals schlechte Blutzuckerkontrolle (und damit diabetesbedingten Organschäden) interpretiert. Wenn man in der FRAILCO-Kohorte die Modelle auch für Insulintherapie adjustiert, dann ist Diabetes zwar weiterhin mit sturzbedingten nicht-skelettalen Verletzungen assoziiert, aber nicht mit Hüftfrakturen. Das Frakturrisiko war nur bei Patienten mit Insulintherapie erhöht, nicht bei unbehandeltem oder oral behandeltem T2DM. Man könnte schließen, dass sich schon sehr früh bei T2DM das Sturzrisiko erhöht. Insulintherapie mag durch Hypoglykämien das Frakturrisiko noch weiter erhöhen, jedoch ist Insulin wahrscheinlich auch ein Indikator für schweren und langen Krankheitsverlauf und das Vorliegen Diabetes-bedingter Organschäden – eben auch Knochenschäden.

In einer multizentrischen amerikanischen Studie wurden 9 Jahre lang prospektiv 5994 Männer ≥ 65 Jahre (medianes Alter 73,5 Jahre) untersucht (MrOS study) [3]. 2027 hatten eine pathologische Glukosetoleranz, 881 einen manifesten Diabetes, 80 davon mit Insulintherapie. Die Inzidenz nicht-vertebraler Frakturen ist in allen 3 Gruppen gleich, nur bei Insulintherapie deutlich höher. Auch nach Altersadjustierung ist das Risiko für non-vertebrale Frakturen nicht signifikant erhöht. Erst nach Adjustierung anhand der Knochendichte ist bei Diabetes das Frakturrisiko signifikant erhöht (HR 1,30). Interessanter Weise verliert sich diese Signifikanz wieder nach weiterer Adjustierung für Stürze. Nur für Patienten mit Insulintherapie bleibt in dieser Analyse und im multivariaten Modell ein signifikantes Frakturrisiko erhalten.

Eine Metaanalyse aus 2016 analysierte 82.293 Hüftfrakturen bei fast 7 Millionen Patienten [4]. Es zeigte sich ein doppelt so hohes Frakturrisiko für Patienten mit Diabetes im Vergleich zu Patienten ohne Diabetes. Bei Typ-2-Diabetes ist das Risiko signifikant um 34 % erhöht, bei Typ-1-Diabetes jedoch 6-fach! Bedeutsame Unterschiede zwischen Männern und Frauen ergaben sich nicht. Hierbei könnte es sich um statistische Verzerrungen handeln, da die Studien mit großen relativen Risiken vorwiegend solche mit kleinen Fallzahlen waren. Dennoch bleibt auch bei anderer statistischer Betrachtung der Effekt für die Gesamtkohorte mit einem um 28 % erhöhten Risiko erhalten [5].

Zusammenfassend kann man bekannte Ergebnisse von Frauen auf Männer übertragen. Auch bei Diabetikern sind Alter und Knochendichte wichtige Prädiktoren für Frakturen. Darüber hinaus erhöht sich bei älteren Männern das Frakturrisiko um etwa 30 % bei Vorliegen eines T2DM, bei zusätzlicher Insulintherapie ist die Inzidenz nochmals verdoppelt.

2.3 Spezielle Betrachtung des Typ-1-Diabetes

Bei Typ-1-Diabetes ist in der DVO-Leitlinie entsprechend eine Verschiebung der Therapiegrenze um 1,0 vorgesehen. Hier wird anerkannt, dass der T1DM ein ähnlich starker Risikofaktor ist wie die hochdosierte Glukokortikoidtherapie oder das Auftreten von ≥ 3 Frakturen.

Das hohe Frakturrisiko für Patienten mit Typ-1-Diabetes ist bereits aus einer älteren Metaanalyse bekannt mit einem relativen Risiko für Hüftfrakturen von 6,9 [6]. Im schwedischen Register mit > 12.000 Patienten zeigte sich ein fast 7-fach erhöhte Hüftfrakturrisiko für Patienten mit Typ-1-Diabetes [7]. Interessanter Weise war das relative Risiko bereits für Typ-1-Diabetiker ohne Komplikationen auf das ca. 4-fache erhöht. Gleichzeitig mit dem Auftreten von ophthalmologischen, nephrologischen, neurologischen oder kardiovaskulären Organschäden steigt dann auch das relative Risiko für Hüftfrakturen auf 17,4/20,5, 31,6/32,6, 32,6/41,6, 28,6/29,2 (Männer/Frauen) an (siehe Tab. 2.1).

Interessanter Weise ist bei Typ-2-Diabetes die Knochendichte eher erhöht – wohl aufgrund des erhöhten BMI – während bei Typ-1-Diabetes die Knochendichte erniedrigt ist. Die zu erwartende Erhöhung des Hüftfrakturrisikos durch die Abnahme der Knochendichte bei Typ-1-Diabetes errechnet sich mit RR 1,42, während die Risikoerhöhung wie beschrieben RR 6,9 beträgt [6]. Der Hauptteil des Frakturrisikos kann also nicht durch Knochenmasseveränderungen, sondern nur durch Knochenqualitätsveränderungen erklärt werden. Mit einer Knochendichtemessung kann also bei Typ-1-Diabetes ein osteologisches Risiko nicht „ausgeschlossen" werden.

Tab. 2.1: Hüftfrakturrisiko in Abhängigkeit von Typ-1-Diabetes Komplikationen (adaptiert nach Miao 2005, [7]).

Hüftfrakturen	Relatives Risiko (Frauen)	Relatives Risiko (Männer)
Typ-1-Diabetes	10	8
– ohne/mit Retinopathie	4/21	4/17
– ohne/mit Nephropathie	6/33	5/32
– ohne/mit Neuropathie	6/42	5/33
– ohne/mit Angiopathie	8/29	7/29

Zusammengefasst führt T1DM zu einem massiv erhöhten Frakturrisiko, das überwiegend unabhängig von der gemessenen Knochendichte ist. Eine Knochendichtemessung zur Frage, ob ein Typ-1-Diabetiker ein hohes Frakturrisiko hat, ist nicht zielführend. Bei Typ-2-Diabetiker ist die Knochendichte sogar „besser" als bei Gesunden, obwohl das Frakturrisiko hier auch – wenn auch deutlich weniger stark als bei T1DM – erhöht ist.

2.4 Spezielle Betrachtung des Typ-2-Diabetes

Sehr gut verständliche Daten lieferte die Auswertung dreier prospektiver Studien, nämlich der SOP (Study of Osteoporotic Fractures; 9704 Frauen) Studie, der Osteoporotic Fractures in Men (MrOS; 5995 Männer) Studie und der Health, Aging and Body Composition Study (Health ABC; 3075 ältere Erwachsene) [8]. Nach einer Nachbeobachtungsdauer von 12,6 Jahren zeigte sich bei Frauen mit T2DM eine höhere Knochendichte im Vergleich zu Frauen ohne Diabetes. Sowohl bei Diabetikern als auch bei Nicht-Diabetikern ergab sich eine gute Frakturvorhersagekraft durch den T-Score am Schenkelhals der DXA-Messung. Das heißt pro Standardabweichung des T-Scores erhöhte sich das relative Risiko gleich bei Diabetikerinnen und Nicht-Diabetikerinnen. Bei einem speziellen T-Score hatten jedoch Diabetikerinnen ein höheres Risiko für Hüftfrakturen und nichtvertebrale Frakturen als Nicht-Diabetikerinnen – unabhängig davon, ob sie mit Insulin behandelt wurden oder nicht (siehe Abb. 2.1). Andersherum gesagt hat eine Frau mit Diabetes schon bei einem 0,6 Standardabweichungen höheren T-Score das gleiche 10 Jahres Hüftfrakturrisiko wie eine Frau ohne Diabetes. Dies entspräche in der DVO-Leitlinie einer Verschiebung der Therapiegrenze um 0,5 bei Vorliegen eines T2DM. Dies ist momentan weder in der DVO-Leitlinie noch im FRAX-Score so vorgesehen. Für den FRAX-Score existiert jedoch keine Ak-

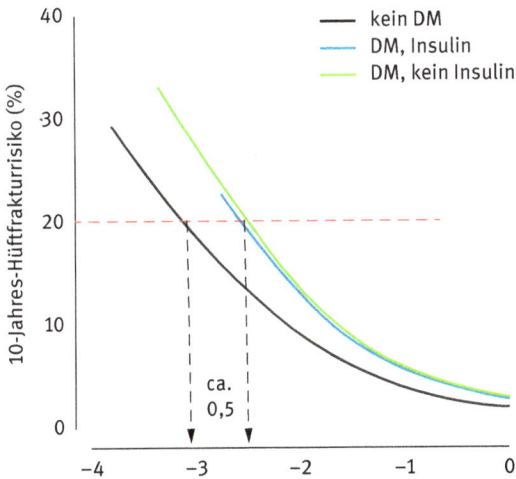

Abb. 2.1: 10-Jahres-Hüftfrakturrisiko in Abhängigkeit von T-Score und dem Vorliegen eines Typ-2-Diabetes bei Frauen. (Adaptierte Abbildung aus Schwartz JAMA 2011, [8]).

tualisierung mit Erweiterung der Risikofaktoren und auch für die aktuell gültige DVO-Leitlinie 2017 fehlt zum Zeitpunkt der Erstellung dieses Manuskriptes die Neubewertung der Risikofaktoren und die Neuentwicklung des Risikorechners. So könnte man bis dahin vorschlagen, bei Typ-2-Diabetes – insbesondere bei Vorliegen von Diabetes-Komplikationen anderer Organe – die Therapieschwelle um 0,5 zu verschieben. Im FRAX wird empfohlen bei Typ-2-Diabetikerinnen das Kästchen für „Rheumatoide Arthritis" auszuwählen, weil die beiden Risikofaktoren am ehesten vergleichbar erscheinen [9]. Auch bei Männern zeigt sich eine erhöhte Knochendichte bei T2DM in der oben genannten Auswertung. Auch hier war der T-Score ein verlässlicher Frakturprädiktor bei Diabetikern und Nicht-Diabetikern. Bei den Männern war das zusätzliche Risiko für nichtvertebrale Frakturen durch T2DM nur bei den mit Insulin behandelten Patienten erhöht. Der Unterschied im T-Score für das gleiche Frakturrisiko betrug bei den Männern 0,4. Streng genommen dürfte man also nur bei Männern mit insulinabhängigem T2DM die Therapiegrenze im DVO-Score verschieben.

Die Tatsache, dass nur ein Teil des erhöhten Frakturrisikos bei Typ-2-Diabetikern durch die DXA-Knochendichte erklärbar ist und dass wohl ein Teil durch veränderte Knochenqualität zu erklären ist, hat zu Versuchen geführt, diese durch andere quantitative Methoden zu erfassen. In einer retrospektiven Querschnittsanalyse von 57 weiblichen Diabetikerinnen und 43 Kontrollpatientinnen wurde die trabekuläre Mikroarchitektur mittels des Trabecular Bone Score (TBS) untersucht [10]. Während die Knochendichte bei Typ-2-Diabetikerinnen signifikant erhöht war (auch nach Adjustierung für Alter und BMI), war der TBS bei T2DM signifikant erniedrigt, auch nach Adjustierung für Alter, BMI und Knochendichte. Die Gruppe der Typ-2-Diabetikerinnen wurde dann anhand des HbA1C (Grenze 7,5 %) nochmals unterteilt. Es zeigt sich bei guter Blutzuckerkontrolle (HbA1C < 7,5 %) ein signifikant besserer TBS, auch nach Adjustierung für Alter, BMI und Knochendichte. Diese Daten liefern zum einen ein Erklärungsmodell für das Paradoxon des erhöhten Frakturrisikos bei eigentlich besserer Knochendichte bei T2DM und zum anderen auch eine Analyseoption für die bei T2DM offensichtlich verminderte Knochenqualität. Eine zweite sehr große retrospektive Analyse aus Kanada [11] untersuchte knapp 30.000 Frauen > 50 Jahre. Darunter waren 8 % „Diabetiker", wobei im Datensatz nicht zwischen Typ 1 und Typ 2 unterschieden werden konnte. Wieder zeigte sich in den nicht-adjustierten und den adjustierten Modellen eine Zunahme der Knochendichte und eine Abnahme des TBS bei Diabetikerinnen. Auch hier war der TBS ein BMD-unabhängiger Prädiktor von Frakturen.

In einem Querschnittsvergleich von 482 postmenopausalen Typ-2-Diabetikerinnen mit 482 altersgleichen Nicht-Diabetikerinnen zeigte sich bei der Analyse von Biomarkern, dass das Auftreten vertebraler Frakturen mit hohen Sklerostin- und niedrigen IGF-1-Spiegeln korreliert. Dies unterstreicht die Vermutung, dass die Knochendichte-unabhängige Frakturgefahr bei T2DM durch einen verminderten Knochenstoffwechsel versursacht ist [12]. Diese Korrelation von erhöhtem Sklerostin und erniedrigtem IGF-1 mit der Anzahl von Wirbelköperfrakturen war unabhängig von Einflussfaktoren wie Alter, Diabetesdauer, Vitamin D-Spiegel, HbA1C und Knochendichte. Man könnte die Biomarkerkonstellation als Maß für die Knochenqualitätsveränderung ansehen.

Bei 1069 Teilnehmern (606 Frauen, 463 Männer) der Framingham-Studie wurde mittels hochauflösender peripherer quantitativer Computertomographie (HR-PQCT; XtremeCT) die Mikroarchitektur von Tibia und Radius untersucht. 12 % hatten einen T2DM [13]. Bei den T2DM-Patienten und besonders bei denen mit Fraktur zeigte sich eine verminderte kortikale Knochendichte und eine höhere kortikale Porosität als Äquivalente der diabetischen Knochenerkrankung.

2.5 Einfluss von Güte der Blutzuckerkontrolle und Auswahl der Medikamente auf das Frakturrisiko

Intuitiv würde man in Kenntnis der oben genannten epidemiologischen Daten annehmen, dass die Qualität der Blutzuckerkontrolle und die Krankheitsdauer das Frakturrisiko maßgeblich beeinflussen.

Bei älteren Patienten (70–79 Jahre) mit Diabetes (HbA1C > 7 %) zeigte sich – auch nach Adjustierung auf die Knochendichte – ein deutlich gesteigertes (64 %) Risiko für inzidente Frakturen im Vergleich zu Patienten ohne Diabetes bzw. mit pathologischer Nüchternglukose [13]. Die Diabetiker mit Fraktur hatten häufiger Polyneuropathie und kardiovaskuläre Komplikationen als Diabetiker ohne Frakturen.

Die ARIC Studie (Atherosclerosis Risk in Communities) identifizierte über 1000 frakturassoziierte Krankenhausaufenthalte während der 20-jährigen Beobachtung der 15.140 Teilnehmer [15]. Typ-2-Diabetiker mit einem HbA1C größer 8 % hatten eine adjustierte Risikoerhöhung von 63 %. Bei Diabetikern mit HbA1C < 8 % war das Risiko hingegen nicht erhöht.

Die ACCORD-Studie (Action to Control Cardiovascular Risk in Diabetes) untersuchte bei Typ-2-Diabetikern prospektiv randomisiert eine intensive Blutzuckerkontrolle (erreichter HbA1C 6,4 %) im Vergleich zu einer Standardtherapie (erreichter HbA1C 7,5 %). Die Rate nicht-vertebraler Frakturen und die Rate von Stürzen war nach 3,8-Jahren Beobachtungszeit in den Gruppen nicht unterschiedlich [16]. Nebenbefundlich zeigte die ACCORD-BONE jedoch die gut bekannte Steigerung des Frakturrisikos durch Glitazone [17], die ja in Deutschland nicht mehr verfügbar sind. Metformin gilt als eher knochenprotektiv. Für Sulfonylharnstoffe ist die Datenlage uneinheitlich, wahrscheinlich ergibt sich durch Hypoglykämie-bedingte Stürze eine gewisse Erhöhung der Frakturgefahr. Auch die Inkretine (GLP1-Analoga und DPP4-Inhibitoren) scheinen keine wesentlichen unabhängigen Effekte auf die Knochengesundheit zu haben. Unter den SGLT2-Inhibitoren erster Generation (Canagliflozin) zeigte sich noch ein erhöhtes Frakturrisiko, das sich bei den neueren Präparaten nicht mehr nachweisen lässt. Ursächlich könnte die im Austausch zu Glukose gesteigerte tubuläre Phosphatretention sein, die dann zur Parathormonaktivierung führt [9]. So bleibt am Ende die immer wieder beobachtete Assoziation der Insulinabhängigkeit mit einer erhöhten Frakturgefahr. Dies mag ebenfalls zum Teil durch Hypoglykämie-bedingte Stürze verursacht sein. Zudem ist bei Typ-2-Diabetes die Insulintherapie häufig ein Indikator für eine lange Krankheitsdauer und eine in der Vergangenheit nicht optimale Blutzuckerkontrolle und das Vorliegen von diabetesbedingten Organschäden.

2.6 Die Rolle von Adipositas und metabolischem Syndrom

Bei Typ-2-Diabetes muss die im Rahmen des metabolischen Syndroms auftretende Adipositas epidemiologisch beachtet werden. Abb. 2.2a zeigt den Zusammenhang zwischen Body Mass Index (BMI) und Frakturrisiko [18]. Interessanter Weise handelt es sich dabei in Bezug auf den gesetzten Normalwert bei 25 kg/m² um ein kontinuierliches Maß und nicht um ein schwellenabhängiges Risiko. Mit abnehmendem Körpergewicht nimmt die Belastung auf die Knochen und damit die Knochenformation

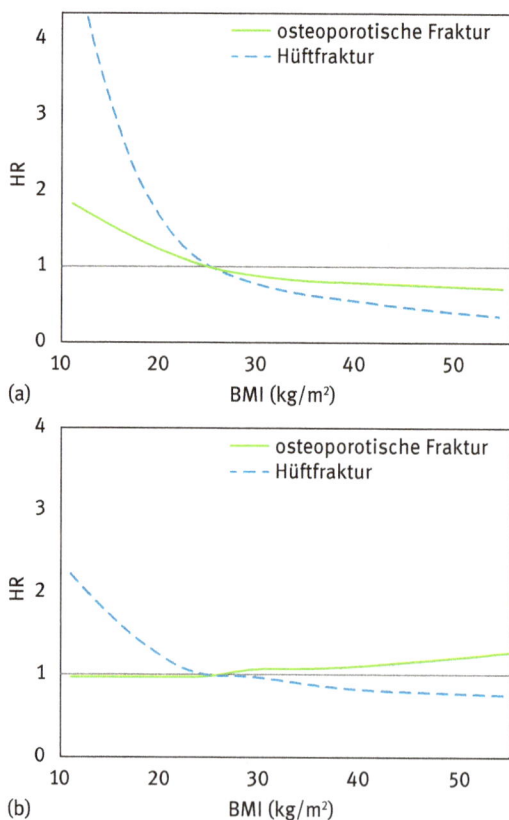

Abb. 2.2: Zusammenhang zwischen Body Mass Index (BMI) und Frakturrisiko bei Frauen. Ergebnisse einer Metaanalyse [18]. (a) altersadjustiert und (b) alters- und BMD-adjustiert.

ab, so dass bei schlanken bzw. untergewichtigen Patienten die Knochendichte geringer ist. Vice versa ist bei übergewichtigen bzw. adipösen Patienten die Knochendichte erhöht. Ein nicht unerheblicher Teil dieser Beobachtungen ist also durch Veränderungen der Knochendichte erklärbar und damit auch messbar. Adjustiert man für die Knochendichte (siehe Abb. 2.2b) zeigt sich ein Anstieg für Hüftfrakturen mit Abnahme des BMI. Umgekehrt fällt das Risiko für Hüftfrakturen bei Adipositas ab. Auffällig ist die Zunahme des Risikos für andere osteoporotische Frakturen. Die genauere Betrachtung der Daten zeigt dann, dass die Zunahme des Frakturrisikos auf Tibia- und Humerusfrakturen beruht. Das gängige Erklärungsmodell ist, dass das Fettgewebe an der Hüfte als natürlicher Hüftprotektor wirkt, wohingegen das erhöhte Körpergewicht die Kraft, die bei Stürzen auf die Extremitäten einwirkt, erhöht. In der Betrachtung der epidemiologischen Hüftfrakturdaten bei T2DM ist die Adipositas zu berücksichtigen.

Eine Metaanalyse aus 2016 untersuchte 5 prospektive Studien zum Einfluss des metabolischen Syndroms auf das osteoporotische Frakturrisiko bei insgesamt 48.637 Teilnehmern [19]. Es zeigte sich ein signifikanter Schutz vor Frakturen durch das Vorliegen eines metabolischen Syndroms (RR 0,76). Der protektive Effekt war aber nur bei Männern nachzuweisen (RR 0,66), nicht bei Frauen (RR 0,96). Dies könnte durch die größere Heterogenität in den Studien mit Frauen begründet sein. Zudem könnte das insgesamt höhere Frakturrisiko bei postmenopausalen Frauen den Effekt des metabolischen Syndroms nivellieren. Schließlich könnten sich die beiden grundsätzlichen knochenwirksamen Effekte von Fettgewebe – nämlich die vermehrte Aromatisierung von Androgenen zu Östrogen auf der einen Seite und die gesteigerte Sekretion proinflammatorischer Zytokine durch viszerales Fett auf der anderen Seite – bei den Geschlechtern unterschiedlich auswirken. Schließlich könnten sich die Populationen bezüglich der Komponenten des metabolischen Syndroms – nämlich osteoprotektive Adipositas versus knochenschädlicher Diabetes – unterscheiden. In vier Studien wurde das Risiko an den Body Mass Index (BMI) adjustiert. In multivariaten Modellen verschwand der signifikante Effekt. Dies unterstreicht, dass die Adipositas wohl die wesentliche osteoprotektive Komponente beim metabolischen Syndrom darstellt.

2.7 Ausblick zu Knochen, Muskel und Diabetes – Osteosarkopenie und Glukosestoffwechsel

Wesentliche Ursachen von Osteoporose – nämlich der Abfall der Geschlechtshormone, das Alter, proinflammatorische Zytokine, Glukokortikoide, Immobilität, usw. – sind auch Ursachen von Muskelschwund (Sarkopenie). Zudem ist gut bekannt, dass Muskelaktivität und Muskelmasse sich positiv auf die Osteoporose auswirken. Daher soll in diesem Kapitel noch der Zusammenhang von Muskel, Knochen und Diabetes betrachtet werden.

Eine eigene Untersuchung an geriatrischen Patienten zeigte, dass bei gemeinsamem Auftreten von Sarkopenie und Osteopenie (also Osteosarkopenie) die muskuläre Funktionalität (gemessen an Handkraft, Chair-Rising-Time und STS-Power) signifikant eingeschränkt ist, während sich bei isoliertem Auftreten von Muskelschwund in dieser Kohorte nur nicht-signifikante Veränderungen gegenüber der Kontrolle ergaben [20]. Gleich verhielt es sich mit Knochenaktivitätsmarkern (Osteocalcin, β-crosslaps und P1NP). Nur in der Osteosarkopeniegruppe zeigte sich eine signifikante Zunahme der Knochenaktivität, nicht in der Osteopenie- und der Sarkopenie-Gruppe alleine. Dies deutet auf einen Teufelskreis hin, in dem sich Knochen und Muskel gegenseitig ungünstig beeinflussen.

Für epidemiologische Untersuchungen ist der endogene Hypercortisolismus ein gutes klinisches Modell für Glukokortikoid-bedingte Organ- und Gewebeschäden, weil Cushing-Patienten eher jung sind und wenige konfundierende Begleiterkrankungen haben und weil die Schädigung von Knochen und Muskel sehr ausgeprägt ist [21]. Außerdem ist der endogene Hypercortisolismus durch Operation potenziell heilbar, so dass auch die Erholung von Knochen und Muskel nach Beendigung der Glukokortikoideinwirkung untersucht werden kann. Es konnte gezeigt werden, dass während einer aktiven Cushing-Erkrankung die Muskelfunktion signifikant und relevant beeinträchtigt ist und dass sich die Muskelfunktion zwar nach Operation verbessert aber langfristig nicht mehr vollständig erholt [22]. Eine Hypothese ist, dass es sowohl bei seniler Sarkopenie als auch bei sekundären Sarkopenieformen zur entweder aktiven Infiltration von Muskel und Knochen durch Fettgewebe kommt oder zumindest verloren gegangenes Knochen- und Muskelgewebe durch Fett ersetzt wird. Unter dieser Vorstellung wurde der Begriff der sarkopenen Adipositas geprägt. In einer eigenen Untersuchung an Cushing-Patienten im Vergleich zu gleichaltrigen und gleichschweren (gleicher BMI) Adipositas-Patienten zeigte sich erstaunlicherweise kein Unterschied in der Masse an Muskulatur [21]. Jedoch war die Muskelfunktion – gemessen im Chair-rising-test und als Handkraft – signifikant schlechter bei den Cushing-Patienten, was eine eher qualitative als quantitative Schädigung annehmen lässt. Die Cushing-Patienten wurden dann weiter unterteilt in solche, die auch metabolisch erkrankt waren (gemessen am Nüchternblutzucker (IFG impaired fasting glucose)) und solche, die einen unauffälligen Glukosestoffwechsel hatten. Abb. 2.3 zeigt, dass der Effekt der schlechteren Muskelfunktion bei Cushing-Syndrom eigentlich nur auf diejenigen Patienten zurückzuführen ist, die auch eine pathologische Nüchternglukose haben. Man kann die Hypothese aufstellen, dass es bei pathologischem Glukosestoffwechsel vermehrt zur Verfettung von Muskelgewebe kommt, was erklärt, dass die Knochenmasse gleichbleibt, während die Funktion signifikant abnimmt. Unter den Typ-2-Diabetikern haben vor allem die mit Insulinresistenz ein erhöhtes Sarkopenierisiko (für Details siehe [23]). Über Aktivierung des PI3K/Akt/mTOR-Signalweges ist Insulin ja eigentlich ein anaboles Hormon, bei T2DM mit Insulinresistenz ist dieser Signalweg jedoch runterreguliert, verbunden mit einer verminderten Proteinbiosynthese. Die abnehmende Muskelmasse bedeutet wieder die Ab-

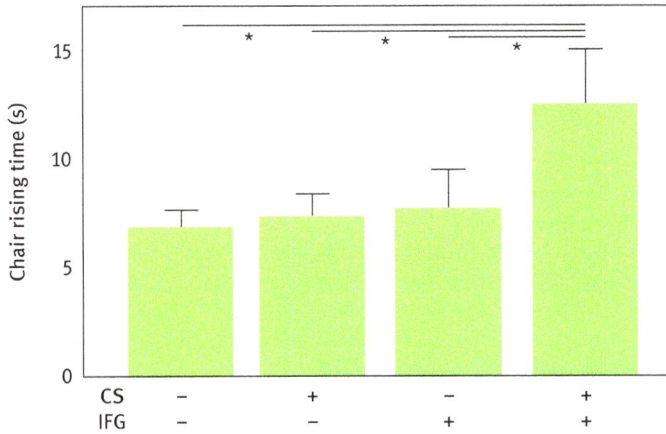

Abb. 2.3: Die Muskelfunktion gemessen als Zeit im Chair-Rising-Test bei Patienten mit Cushing Syndrom (CS) und adipösen Kontrollen mit oder ohne pathologischer Nüchternglukose (IFG impaired fasting glucose).

nahme eines wichtigen Endorgans des Glukosestoffwechsels, das notwendig ist, um den Plasmaglukosespiegel durch Verschiebung von Glukose in die Zellen zu senken. Eine verminderte Muskelmasse und Muskelfunktion wirken sich dann wieder negativ auf Knochenquantität und -qualität aus.

2.8 Zusammenfassung

Die Knochendichte ist bei Typ-1-Diabetes vermindert und korreliert mit einer erhöhten Frakturgefahr. Aber auch nach Adjustierung für Alter und Knochendichte stellt der Typ-1-Diabetes einen sehr deutlichen, unabhängigen Risikofaktor dar, so dass anzunehmen ist, dass nicht nur die Knochendichte, sondern auch die Knochenqualität substanziell verändert ist. Das relative Risiko für Hüftfrakturen ist massiv erhöht. Die Patienten sind jedoch oft sehr jung und ohne weitere Risikofaktoren, so dass sich das absolute Risiko oft erst im Alter, bei Abfall der Knochendichte und vor allem beim Auftreten von Frakturen stark erhöht. Ganz grob kann man sich merken, dass der T1DM eine Risikoerhöhung verursacht in der Größenordnung einer Glukokortikoidtherapie.

Die Knochendichte ist bei Typ-2-Diabetes eher vermehrt. Unabhängig davon ist das Frakturrisiko jedoch – insgesamt eher moderat – erhöht. Der Typ-2-Diabetes ist deshalb per se nicht als starker Risikofaktor in der DVO-Leitlinie berücksichtigt. Besondere Subgruppen mit deutlich erhöhtem Risiko können anhand der Krankheitsdauer (> 5 Jahre), dem HbA1C (> 8 %), der Insulinpflichtigkeit, dem Auftreten von Mikro-/Makroangiopathie, einem erniedrigten TBS und natürlich dem Hinzutreten klassischer Osteoporoserisikofaktoren (Frakturen, Stürze, ...) identifiziert werden. Grob kann man sich merken, dass der T2DM eine Frakturrisikoerhöhung verursacht in der Größenordnung einer rheumatoiden Arthritis.

Literatur

[1] Wang H, Ba Y, Xing Q, Du JL. Diabetes mellitus and the risk of fractures at specific sites: a meta-analysis. BMJ Open. 2019;9:e024067.

[2] Wallander M, Axelsson KF, Nilsson AG, Lundh D, Lorentzon M. Type 2 Diabetes and Risk of Hip Fractures andNon-Skeletal Fall Injuries in the Elderly: A Study From the Fractures and Fall Injuries in the Elderly Cohort (FRAILCO). Journal of Bone and Mineral Research. 2017;32:449–460.

[3] Napoli N, Strotmeyer ES, Ensrud KE, et al. Fracture Risk in Diabetic Elderly Men: The MrOS Study. Diabetologia. 2014;57:2057–2065.

[4] Fan Y, Wei F, Lang Y, Liu Y. Diabetes mellitus and risk of hip fractures: a meta-analysis. Osteoporosis International. 2016;27:219–28.

[5] Nazarzadeh M, Bidel Z, Moghaddam A. Meta-analysis of diabetes mellitus and risk of hip fractures: small-study effect. Osteoporosis International. 2016;27:229–30.

[6] Vestergaard P. Discrepancies in bone mineral density and fracture risk in patients with type 1 and type 2 diabetes–a meta-analysis. Osteoporosis International. 2007;18:427–44.

[7] Miao J, Brismar K, Nyren O, Ugarph-Morawski A, Ye W. Elevated hip fracture risk in type 1 diabetic patients: a population-based cohort study in sweden. Diabetes Care. 2005;28:2850–2855.

[8] Schwartz AV, Vittinghoff E, Bauer DC, et al; Study of Osteoporotic Fractures (SOF) Research Group; Osteoporotic Fractures inMen (MrOS) Research Group; Health, Aging, and Body Composition (Health ABC) Research Group. Association of BMD and FRAX score with risk of fracture in older adults with type 2 diabetes. JAMA. 2011;305(21):2184–92.

[9] Ferrari SL, Abrahamsen B, Napoli N, et al; Bone and Diabetes Working Group of IOF. Diagnosis and management of bone fragility in diabetes: an emerging challenge. Osteoporosis International. 2018;29:2585–2596.

[10] Dhaliwal R, Cibula D, Ghosh C, Weinstock RS, Moses AM. Bone quality assessment in type 2 diabetes mellitus. Osteoporosis International. 2014;25:1969–73.

[11] Leslie WD, Aubry-Rozier B, Lamy O, Hans D. TBS (trabecular bone score) and diabetes-related fracture risk. J Clin Endocrinol Metab. 2013;98:602–9.

[12] Ardawi MS, Akhbar DH, Alshaikh A, et al. Increased serum sclerostin and decreased serum IGF-1 are associated with vertebral fractures among postmenopausal women with type-2diabetes. Bone. 2013;56:355–62.

[13] Samelson EJ, Demissie S, Cupples LA, et al. Diabetes and Deficits in Cortical Bone Density, Microarchitecture, and Bone Size: Framingham HR-pQCT Study. J Bone Miner Res. 2018;33:54–62.

[14] Strotmeyer ES, Cauley JA, Schwartz AV, et al. Nontraumatic fracture risk with diabetes mellitus and impaired fasting glucose in older white and black adults: the health, aging, and body composition study. Arch Intern Med. 2005;165:1612–7.

[15] Schneider AL, Williams EK, Brancati FL, et al. Diabetes and risk of fracture-related hospitalization. Diabetes Care. 2013;36:1153–8.

[16] Schwartz AV, Margolis KL, Sellmeyer DE, et al. Intensive glycemic control is not associated with fractures or falls in the ACCORD randomized trial. Diabetes Care. 2012;35:1525–31.

[17] Schwartz AV, Chen H, Ambrosius WT, et al. Effects of TZD Use and Discontinuation on Fracture Rates in ACCORD Bone Study. J Clin Endocrinol Metab. 2015;100:4059–66.

[18] Johansson H, Kanis JA, Odén A, et al. A meta-analysis of the association of fracture risk and body mass index in women. J Bone Miner Res. 2014;29:223–33.

[19] Yang L, Lv X, Wei D, et al. Metabolic syndrome and the risk of bone fractures: A Meta-analysis of prospective cohort studies. Bone. 2016;84:52–6.

[20] Drey M, Sieber CC, Bertsch T, Bauer JM, Schmidmaier R; FiAT intervention group. Osteosarcopenia is more than sarcopenia and osteopenia alone. Aging Clin Exp Res. 2016;28:895–9.

[21] Drey M, Berr CM, Reincke M, et al. Cushing's syndrome: a model for sarcopenic obesity. Endocrine. 2017;57:481–485.

[22] Berr CM, Stieg MR, Deutschbein T, et al. Persistence of myopathy in Cushing's syndrome: evaluation of the German Cushing's Registry. Eur J Endocrinol. 2017;176:737–746.

[23] Stangl MK, Böcker W, Chubanov V, et al. Sarcopenia – Endocrinological and Neurological Aspects. Exp Clin Endocrinol Diabetes. 2019;127(1):8–22.

3 Pathogenese des erhöhten Frakturrisikos bei Diabetes mellitus

Stephan Scharla

Diabetes mellitus geht mit einem erhöhten Frakturrisiko einher, wobei der Diabetes mellitus Typ 1 stärker betroffen ist als der Diabetes mellitus Typ 2. Die erhöhte Knochenfragilität bei Diabetes mellitus ist dabei nicht allein durch eine Abnahme der Knochendichte bzw. durch eine Abnahme der Knochenmasse und eine Reduktion des Mineralgehaltes erklärbar. Vielmehr spielen auch Veränderungen der Materialeigenschaften des Knochens sowie Einflussfaktoren außerhalb des Skeletts eine wichtige Rolle. Zu letzteren gehören das erhöhte Sturzrisiko und veränderte Sturzabfolgen (z. B. aufgrund Neuropathie) und veränderte Biomechanik infolge veränderter Körpergewebezusammenvertung (Fettmassenverteilung). Die Pathogenese des Frakturrisikos ist somit komplex und teilweise bei Diabetes mellitus Typ 1 oder Typ 2 unterschiedlich. Eine Übersicht über die verschiedenen Einflussfaktoren ist in Tab 3.1 gegeben.

Tab. 3.1: Ursachen des erhöhten Frakturrisikos bei Diabetes mellitus.

Pathologische Veränderungen	Folgen
erhöhte Blut-Glukosespiegel	Hemmung der Osteoblasten
Bildung und Akkumulation von Advanced glycation endproducts (AGE) im Kollagen	– Veränderung der Knochenmatrix – Veränderung der Kollagenvernetzung – verminderte Festigkeit des Knochenmaterials
veränderte Konzentrationen von Insulin	– direkte Effekte auf Osteoblasten und Osteoklasten
Darmhormone (Inkretine), Leptin, Adiponectin	– Modulation der Knochenzell-Aktivität
Vitamin D-Mangel	– Gestörte Mineralisierung, sek. Hyperparathyreoidismus
Verschlechterung der Blutversorgung des Knochens, Vaskulopathie	– veränderte Trophik des Knochens
Diabetische Neuropathie	– erhöhtes Sturzrisiko – verminderte Koordination
Verschlechterung der Knochenarchitektur	– verminderte mechanische Festigkeit
Polyurie	– renaler Calciumverlust
Abnahme der Knochenmineraldichte (Diabetes mellitus Typ 1)	– veränderte Knochenarchitektur – erhöhte kortikale Porosität
Orale Antidiabetika bei Typ-2-Diabetes mell.	– siehe Kapitel 4

https://doi.org/10.1515/9783110575774-003

Neben dem Einfluss der veränderten Blutzuckerkonzentration auf den Knochen sind auch die endokrinen Veränderungen zu beachten. Knochenzellen besitzen Rezeptoren für Insulin und insulinähnliche Wachstumsfaktoren (insulin-like growth factors, IGFs). Weiterhin kommt es bei Diabetes mellitus zu einer Reihe von hormonellen Veränderungen (z. B. Sexualhormone, Vitamin D) mit Einfluss auf den Knochen. Auf der anderen Seite ist der Knochen selbst ein endokrines Organ, das mit dem Osteocalcin ein systemisch wirksames Hormon bildet, welches wiederum die Insulinbildung und -wirkung moduliert und einen Einfluss auf die Arterienverkalkung hat. Dieser Interaktion zwischen Insulin und Knochen soll deshalb ein eigener Abschnitt gewidmet werden, ebenso der Interaktion zwischen Vitamin D, Knochen, und Zuckerstoffwechsel.

3.1 Veränderung der Knochendichte

Bei Diabetes mellitus Typ 1 (T1DM) ist die mittels DXA-Methode (DXA = 2-Energie-Röntgenabsorptiometrie) gemessene Knochendichte regelhaft vermindert. Eine ausführliche Übersicht über Studien zur verminderten DXA-Knochendichte bei Diabetes mellitus Typ 1 wurde von einer Arbeitsgruppe der IOF (International Osteoporosis Foundation) veröffentlicht [1]. Die Güte der Stoffwechseleinstellung und die Diabetes-Dauer haben einen Einfluss auf die Knochendichte. Auch Parameter des quantitativen Ultraschalls (SOS, BUA) sind bei Patienten mit T1DM verschlechtert, sind aber schlecht validiert.

Bei Diabetes mellitus Typ 2 führen die hormonellen Veränderungen mit einem oft vorliegenden, anabol wirksamen Hyperinsulinismus und die Adipositas zu einer erhöhten Knochendichte [2]. Allerdings haben Patientinnen mit Diabetes mellitus Typ 2 in höherem Alter (> 70 Jahre) und mit zunehmender Diabetes-Dauer (> 20 Jahre) dann doch eine niedrigere Knochendichte als altersgleiche Frauen [2].

3.2 Knochenstoffwechsel und -umbaurate bei Diabetes mellitus

Knochen ist ein dynamisches Gewebe, das ständig auf- und abgebaut wird, um der Materialermüdung entgegenzuwirken und um sich an veränderte Belastung und Beanspruchung anzupassen. Am Knochenumbau sind im Wesentlichen 3 Zelltypen beteiligt (Abb. 3.1). Die Osteoblasten bauen neuen Knochen auf und sitzen an der Oberfläche des Knochens. Sie bilden zunächst die unverkalkte Knochenmatrix (Osteoid), die erst mit einer gewissen zeitlichen Latenz mineralisiert und zum Knochen ausreift. Im Lauf der Knochenneubildung wird ein Teil der Osteoblasten in das Knochengewebe eingeschlossen und wird zu Osteozyten. Die Osteozyten sind miteinander durch Zellfortsätze verbunden, die in den Knochenkanälen liegen und die ein Netzwerk zur Kommunikation bilden. Die Osteozyten sind für die Mechanotransduktion verant-

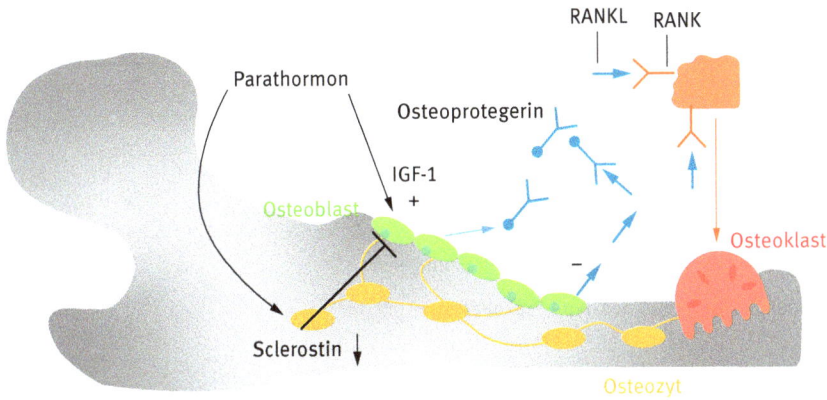

Abb. 3.1: Der Knochen wird ständig umgebaut. Osteoblasten (grün) bauen neuen Knochen auf, der im Verlauf durch die Osteoklasten (rot) abgebaut wird. Die Osteozyten (gelb) steuern den Knochenumbau in Relation zur mechanischen Belastung. Das von den Osteozyten gebildete Sklerostin hemmt die Osteoblasten. Parathormon wirkt auf Osteoblasten und Osteozyten (Hemmung der Sklerostin-Bildung). Die Osteoklasten benötigen zur Entwicklung RANKL. Parathormon steigert die RANKL-Bildung. Das Osteoprotegerin bindet RANKL und hemmt somit die Knochenresorption.

wortlich und wandeln mechanische Signale (Verformung des Knochens infolge mechanischer Beanspruchung) in biochemische Signale um, die die Aktivität der anderen Knochenzellen regulieren. Auf diese Art wird an beanspruchten Skelettorten neuer Knochen aufgebaut und an weniger beanspruchten Orten der Knochen abgebaut. Der Knochenabbau erfolgt durch die Osteoklasten, mehrkernige Riesenzellen, die sich an den Knochen anheften und die Resorptionslakunen ausformen. Die Osteoklasten besitzen einen gefalteten Bürstensaum. In den Raum zwischen Bürstensaum und Knochenoberfläche werden Säure (H+-Ionen) und Proteasen/Kollagenasen sezerniert, die zur Auflösung der mineralischen Phase und zur Verdauung der Kollagenmatrix führen.

Anhand verschiedener von den Osteoblasten gebildeten Enzyme und Proteine kann man in der Klinik die Osteoblasten-Aktivität und die Knochenneubildung abschätzen. Dazu gehören die knochenspezifische alkalische Phosphatase, das Osteocalcin, und das Prokollagen-Propeptid des Kollagen Typ 1 (P1NP). Die Knochenresorption (Knochenabbau) kann anhand der Abbauprodukte des Kollagens im Serum oder im Urin abgeschätzt werden. Dazu gehören die Pyridinoline (Crosslink-Moleküle), sowie die C-terminalen oder N-terminalen Telopeptide des Kollagen Typ 1. Eine Übersicht über die Knochenumbaumarker findet sich in Tab. 3.2.

Tab. 3.2: Übersicht über Knochenumbaumarker.

Anbaumarker	
Alk. Phosphatase (AP)	
Knochenspezifische AP	
Osteocalcin	
PICP (Carboxyterminales Propeptid des Typ I Prokollagens)	
P1NP (N-terminales Propeptid des Typ-I-Prokollagens)	
Abbau	
Urin	**Serum**
(OH)-Prolin	Tartratresistente saure Phosphatasen
Pyridinoline (PYD)	CTX
Desoxypyridinoline (DPD)	Bone sialo protein (BSP)
NTX (N-terminale Telopeptide aus Kollagen Typ I)	
CTX (C-terminale Telopeptide aus Kollagen Typ I)	

Sklerostin ist ein Regulator des Knochenstoffwechsels, der in den Osteozyten gebildet wird und über eine Hemmung des Wnt-Signalweges die Osteoblasten hemmt. Höhere Sklerostin-Konzentrationen gehen somit mit einer verminderten Knochenneubildung einher. Bei Patienten mit Diabetes mellitus Typ 1 wurden erhöhte Sklerostin-Spiegel gefunden, was zu einer Hemmung der Knochenneubildung beiträgt [1]. Dabei wurden bei Frauen höhere Sklerostin-Spiegel als bei Männern gefunden, und eine längere Krankheitsdauer war mit höheren Sklerostin-Werten assoziiert [3]. Schon bei Personen mit Prä-Diabetes sind die Sklerostin-Spiegel erhöht [4].

Tatsächlich ist der Knochenumbau bei Diabetes mellitus Typ 1 reduziert. So finden sich schon bei Kindern und Heranwachsenden verminderte Biomarker des Knochenumbaus (Osteocalcin, P1NP, CTX) [5]. Weitere Studien bestätigten eine niedrige Knochenneubildung anhand biochemischer Marker [6–9]. Die Knochenabbaumarker sind bei Diabetes Typ 1 unterschiedlich gefunden werden, sowohl niedrig als auch hoch [10]. Jedoch sind die enzymatischen Quervernetzungen des Kollagens bei Diabetes mellitus Typ 1 verändert, so dass die Ergebnisse der Messung der Kollagen-abbauprodukte nicht eindeutig interpretiert werden können [11].

Tierexperimentell wurde gezeigt, dass Insulinmangel zu einer reduzierten Knochenneubildung führt, was mit einer Hinunterregulation von verschiedenen für die Knochenneubildung wichtigen Genen einherging (RUNX2 und RUNX2-abhängige osteogene Gene). Durch eine Insulin-Therapie konnten die Knochenneubildung und die Veränderungen der Gen-Regulation wieder rückgängig gemacht werden [12].

Es gibt nur wenige Daten aus Knochenbiopsie-Studien zur Knochenumbaurate bei Diabetes mellitus. Eine kleine Studie fand eine verringerte Knochenneubildung im Vgl. zu nicht-diabetischen Patienten [13]. Eine Fall-Kontroll-Studie mit 18 Patienten und relativ guter Stoffwechsel-Einstellung (HBA1c 6,8 %) fand keine Unterschiede in Knochenstruktur oder Knochendynamik, aber die Knochenneubildung war signifikant vermindert bei denjenigen Patienten, die eine Fraktur erlitten hatten [14].

3.3 Einfluss von hohen Glukosekonzentrationen auf den Knochen und das Frakturrisiko

Hohe Konzentrationen von Plasma-Glukose unterdrücken die Osteoblasten-Differenzierung und führen zu gestörter Knochenneubildung [15]. Die nicht-enzymatische Glykierung von Knochenmatrix führt zu veränderten mechanischen Eigenschaften (Elastizität, Druck-Verformungs-Beziehung) [16], Abb. 3.2.

Im Kollagen bilden sich dadurch unphysiologische Quervernetzungen (Crosslinks), die die mechanische Eigenschaft verändern.

Die Rolle der advanced glycation end products (AGE) wird durch eine Studie unterstrichen, die einen Zusammenhang zwischen Pentosidine (einem AGE-Produkt) und erhöhtem Frakturrisiko bei älteren Patienten mit T2DM zeigte [17]. Pentosidine ist ein mit am besten charakterisierter Biomarker zum Nachweis von Gewebeoxidation und Glykierung. Pentosidine wird in den Kollagenfasern von Knochen und Gefäßen nicht-enzymatisch gebildet und akkumuliert mit dem Alter [18]. In einer französischen prospektiven Kohorten-Studie wurde das Frakturrisiko während einer 10-jährigen Nachbeobachtung analysiert. Dabei hatten Frauen mit einem Pentosidine in der höchsten Quartile ein erhöhtes Frakturrisiko (p = 0,02) (Abb. 3.3), wobei das Risiko aber nicht unabhängig von Alter, Knochendichte und Frakturhistorie war [19].

In einer japanischen Querschnitts-Studie bei postmenopausalen Frauen war die Urin-Ausscheidung von Pentosidine mit der Prävalenz von Frakturen assoziiert, auch nach Korrektur für anderen Risikofaktoren [20]. Dabei hatten Patientinnen mit prävalenten Frakturen und normaler Knochendichte höhere Pentosidine-Werte als Patientinnen mit niedriger Knochendichte ohne Frakturen. Bei Kindern war Pentosidine mit der kortikalen Knochengeometrie assoziiert [21].

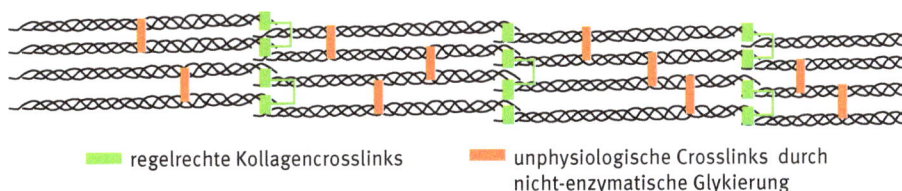

■ regelrechte Kollagencrosslinks   ■ unphysiologische Crosslinks durch nicht-enzymatische Glykierung

Abb. 3.2: Bei hohen Zuckerspiegeln kommt es zur nicht-enzymatischen Glykierung von Protein.

Bei biomechanischer Testung mittels Mikro-Indentierung war die Knochenfestigkeit negativ mit dem HBA1c-Wert korreliert [22]. In einer weiteren Studie mit Knochenbiopsien von Patienten mit Diabetes mellitus Typ 1 wurde eine positive Korrelation zwischen HBA1c und Pentosidine gefunden, aber auch ein höherer Grad an Mineralisierung. Insbesondere Patienten mit Frakturen wiesen mehr Pentosidine und eine höhere Mineralisierung auf, was im Sinne einer Sprödigkeit des Knochens und damit einhergehender Fragilität interpretiert wurde [23].

Bei Männern mit Diabetes Mellitus Typ 2 und hohen Konzentrationen von AGE (advanced glycation end products) wurde eine veränderte Knochengewebezusammensetzung, veränderte Mikroarchitektur und eine verschlechterte mechanische Belastbarkeit gefunden [24].

Untersuchungen mittels hochauflösender quantitativer Computertomographie fanden bei Patienten mit Diabetes mellitus Typ 2 zwar eine höhere trabekuläre Dichte, aber die kortikale Porosität war erhöht, was das erhöhte Frakturrisiko erklärt [25], Abb. 3.4.

Eine erhöhte kortikale Porosität war auch in der Studie von Patsch et al. mit den Frakturen bei Diabetes mellitus Typ 2 assoziiert [26].

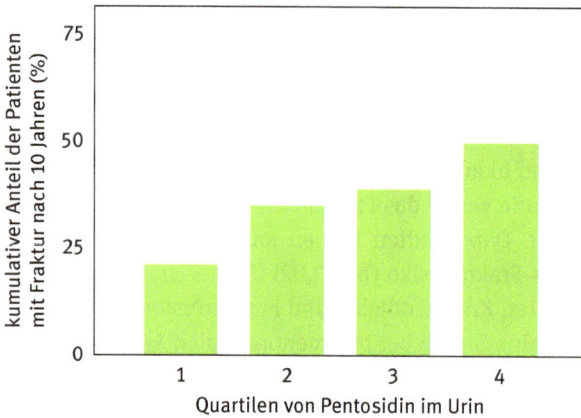

Abb. 3.3: Auftreten von vertebralen und peripheren Frakturen innerhalb von 10 Jahren in Abhängigkeit von den Quartilen von Pentosidin im Urin.

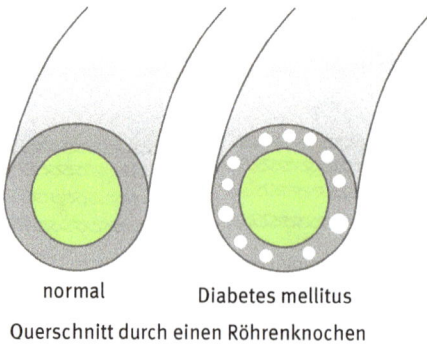

normal · Diabetes mellitus
Querschnitt durch einen Röhrenknochen

Abb. 3.4: Bei Patienten mit Diabetes mellitus kann es zu einer vermehrten Porosität des kortikalen Knochens kommen, die mit einer erhöhten Fragilität einhergeht.

Die Arbeitsgruppe von Frau Wölfel fand heraus, dass es eine Untergruppe von Patienten mit Diabetes mellitus Typ 2 gibt, die eine Veränderung des Mineralisations- musters und eine Schädigung des Knochenproteins durch nicht-enzymatische Gly- kierung zeigt. In einer Subgruppe wurde eine erhöhte Knochenporosität gesehen, während eine andere Subgruppe regional ein erhöhtes Verhältnis von Mineral zu Ma- trix aufwies [27], Abb. 3.5.

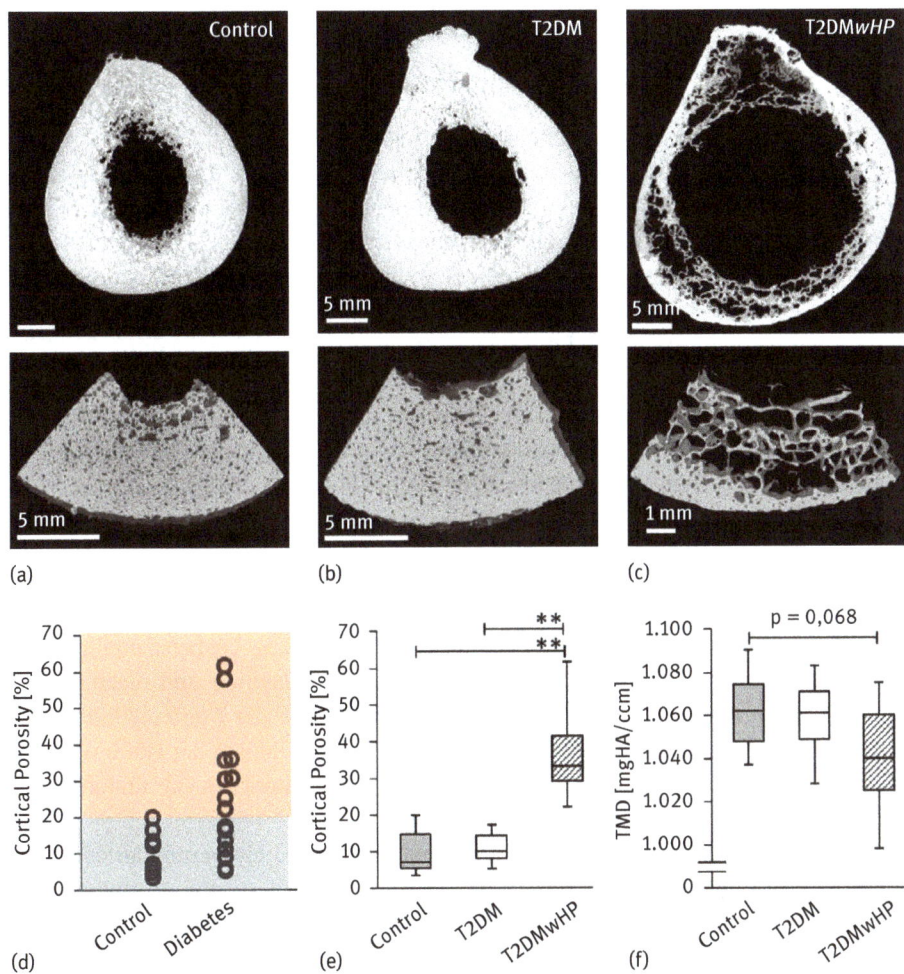

Abb. 3.5: Veränderte Knochenstruktur bei Diabetes mellitus Typ 2. Gezeigt werden Kontakt-Radio- graphie-Bilder und 3-dimensionale Rekonstruktionen von Micro-CT-Schnittbildern von 3 Gruppen: (a) Kontrolle, (b) Typ-2-Diabetes mellitus (T2DM), (c) Typ-2-Diabetes mellitus mit hoher Porosität (T2DMwHP). Bei den Patienten mit Typ-2-Diabetes mellitus gibt es zwei Gruppen, eine mit einer den Kontrollpersonen vergleichbaren kortikalen Porosität, und eine Gruppe mit erhöhter kortikaler Poro- sität (Abbildung d und e). Bei den Patienten mit erhöhter kortikaler Porosität war die Mineraldichte (TMD) verringert. (Abbildung entnommen Referenz [27], mit freundlicher Genehmigung).

In einer chinesischen Studie war bei Patienten mit Diabetes mellitus Typ 2 der HBA1c-Wert negativ mit der Knochendichte am Schenkelhals korreliert [28]. Über längere Zeit erhöhte Blutzuckerspiegel, repräsentiert durch einen erhöhten HBA1c-Wert, sind bei Diabetes mellitus Typ 2 mit einem höheren kumulativen Hüftfrakturrisiko assoziiert [29].

Hohe Blutzuckerspiegel führen zu einer Polyurie und begünstigen renale Calciumverluste.

3.4 Knochenmark-Verfettung

Im Knochenmark sind die mesenchymalen Stromazellen (MSC) die gemeinsamen Vorläuferzellen, aus denen Osteoblasten, Adipozyten und Chondrozyten entstehen. Es existiert eine reziproke Beziehung zwischen der Adipogenese, die durch den proadipogenen Peroxisomenen-proliferator-aktivierten Rezeptor (PPARy) getrieben wird, und der Osteoblastengenese [1]. Die Stimulation der PPARy-Expression in vitro führte zu einer gesteigerten Adipozyten-Reifung der MSC und zu einer reduzierten Anzahl von Osteoblasten [30]. Ein schlecht eingestellter Diabetes mellitus Typ 1 ist oft mit einer Fettstoffwechselstörung und erhöhten PPARy-Expression assoziiert, was mit einer gestörten Osteoblasten-Differenzierung und einer Knochenmarkverfettung einhergeht [10]. Inwieweit die Knochenmark-Fettvermehrung in die Pathogenese der Osteoporose bei Diabetes mellitus involviert ist, bleibt jedoch unklar [1,31].

3.5 Adipositas und Frakturrisiko

Hinsichtlich des Frakturrisikos hat die klinische Adipositas bei Diabetes mellitus Typ 2 teils gegenläufige Effekt. Durch die höhere Gewichtsbelastung und mechanische Stimulation ist die Knochendichte oft erhöht [32–35], aber die Krafteinwirkung bei Stürzen ist größer und damit ist das Risiko für Brüche erhöht. An der Hüfte wird die Kraft bei einem Sturz durch die Weichteilpolsterung bei Adipositas vermindert, nicht jedoch am Radius oder am Fuß (Abb. 3.6).

Ein hoher Body mass index bedeutet dementsprechend ein vermindertes Risiko für proximale Femurfrakturen [36,37], Abb. 3.7.

Auch Johansson fand bei Personen mit Adipositas ein vermindertes Hüftfrakturrisiko [38], allerdings war nach Korrektur für die Knochendichte das Frakturrisiko erhöht. Dies weist auf eine verminderte Knochenqualität und Bruchfestigkeit bei Adipositas hin, was jedoch durch die höhere Knochendichte bei Adipositas kompensiert wird. Das Risiko für Humerus- und Ellbogenbrüche war bei Adipositas in dieser Studie erhöht [38].

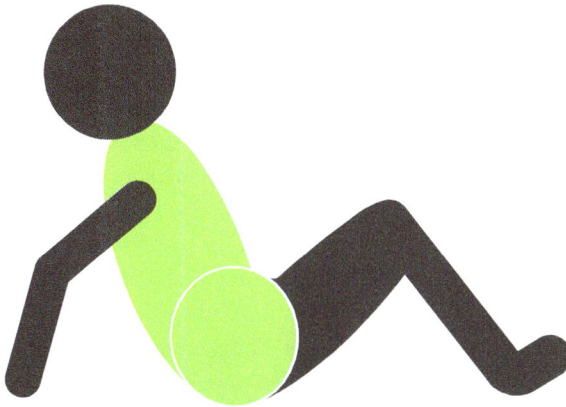

Risiko einer Fraktur
durch hohes Körpergewicht (entspricht
großer Kraftentwicklung)

Protektion der Hüfte
(proximaler Femur)
durch Körperfett:
verlängerter Bremsweg

Risiko einer Fraktur
durch hohes Körpergewicht (entspricht
großer Kraftentwicklung)

Abb. 3.6: Biomechanik von Frakturen bei Adipositas. Durch die Weichteilgewebepolsterung an der Hüfte ist das Risiko von proximalen Femurfrakturen vermindert. Dagegen besteht kein Schutz am distalen Radius oder am Knöchel: Hier ist die Krafteinwirkung durch das Körpergewicht erhöht.

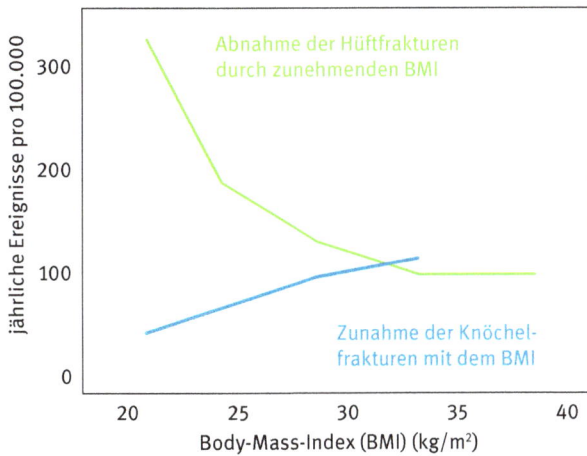

Abb. 3.7: Abnahme des Hüftfrakturrisikos mit zunehmendem BMI [36].

3.6 Endokrines System und Knochen (Insulin, Adipokine, Osteocalcin)

Bei Diabetes mellitus Typ 1 besteht ein Insulinmangel, während bei Diabetes mellitus Typ 2 infolge der Insulinresistenz häufige erhöhte Insulinkonzentrationen vorliegen. Insulin kann sowohl Knochen-anabol als auch -katabol wirken, über Kreuzreaktion an den Rezeptoren für Insulin-like-growth Faktor 1 (IGF-1) sowie über Insulinrezeptoren an den Osteoblasten. In vitro wurde für Insulin eine anabole Wirkung auf den Knochen nachgewiesen [39]. Im Tiermodell führt der Knockout von Insulinrezeptorsubstrat 1 oder 2 (IRS1, IRS2), den wichtigen intrazellulären Substraten des Insulinrezeptors, zu einer deutlichen Reduzierung der Knochenneubildung und der Knochenresorption [40,41]. In einem Tiermodell für Diabetes mellitus bei der Ratte führte die Insulintherapie zu einer Korrektur des gestörten Knochen- und Mineralstoffwechsels [42,43]. Bei der positiven Wirkung von Insulin auf den Knochen sind sowohl Insulinrezeptoren als auch IGF-1-Rezeptoren beteiligt [10,44,45]. Bei Menschen fanden sich für Jugendliche mit Diabetes mellitus Typ 1 niedrigere Spiegel von Alkalischer Phosphatase, Osteocalcin und IGF-1 im Vgl. zu gesunden Kontrollpersonen, was auf eine niedrigere Knochenneubildung hindeutet [43]. Niedrigere IGF-1-Konzentrationen waren mit einer Osteopenie assoziiert [46].

Bei Diabetes mellitus Typ 2 ist weiterhin die Sekretion von Inkretinen wie Glucagon-like-Peptide (GLP-1, GLP-2) vermindert. Für GLP-1 und GLP-2 wurde eine antiresorptive Wirkung nachgewiesen und ein Mangel von Glukagon-like peptides kann somit die Knochenresorption steigern [47,48]. Diabetes mellitus Typ 2 geht häufig mit Adipositas einher. Fettgewebe bildet Leptin, welches eine direkte stimulierende Wirkung auf Osteoblasten hat. Im Gehirn bewirkt Leptin jedoch die Auslösung von betaadrenergen Wirkungen, die ungünstige Effekte auf die Knochenmasse haben. Ein weiteres Hormon aus dem Fettgewebe, Adiponectin, hat eine stimulierende Wirkung auf Osteoblasten [34].

Knochen ist auch ein endokrines Organ. Ein vom Knochen gebildetes Hormon ist das Osteocalcin, das mit dem Zuckerstoffwechsel interagiert. Osteocalcin steigert die Insulinsekretion [49,50]. Höhere Serumkonzentrationen von Osteocalcin wurden mit einer niedrigeren Nüchtern-Glukose, einem niedrigeren HOMA Index (Marker für Insulinresistenz), mit niedrigeren Nüchtern-Insulin-Spiegeln und mit niedrigerem Körperfettanteil in Verbindung gebracht [51]. In einer anderen Studie war totales Osteocalcin invers mit dem HBA1c und untercarboxyliertes Osteocalcin invers mit der Nüchternglukose assoziiert, es bestand aber kein Zusammenhang mit der Insulinresistenz [52]

In einer longitudinalen Studie war ein Anstieg von untercarboxyliertem Osteocalcin bei Männern mit einer Reduktion der Insulinresistenz über einen Zeitraum von 2 Jahren assoziiert [53]. Nach körperlichem Training kommt es zu einem Anstieg von untercarboxyliertem Osteocalcin [54,55], was zu einem Teil die Verbesserung der Insulinsensitivität durch Muskelarbeit erklären kann. Osteocalcin erhöht auch die Glukoseaufnahme im Muskel [56]. Im Tierexperiment verbesserte untercarboxyliertes Osteocalcin die Insulin-abhängige Glukoseaufnahme im Muskel unter Kortikosteron-Therapie [57]. Niedrige Spiegel an Osteocalcin sind mit erhöhtem Risiko für Diabetes mellitus Typ 2 assoziiert [56, 58]. Bei adipösen Männern führte körperliche Aktivität zur Ausschüttung von untercarboxyliertem Osteocalcin und zu verbesserter Insulinsensitivität [55]. Insulin wiederum aktiviert den Knochenstoffwechsel und wirkt anabol durch Kreuzreaktion an insulin-like-growth-factor-Rezeptoren [59] und auch mittels direkter Wirkung über eigene Rezeptoren. Insulin wirkt über intrazelluläre Signalketten anabol [60], hemmt aber andererseits die Osteoprotegerin-Bildung und begünstigt somit die Knochenresorption. Die gesteigerte Knochenresorption wiederum setzt untercarboxyliertes Osteocalcin frei, das die Insulinsekretion im Sinne einer positiven Rückkopplung steigert [50], Abb. 3.8. Untercarboxyliertes Osteocalcin stimuliert außerdem im Fettgewebe die Bildung von Leptin. Leptin kann direkt die Osteoblasten stimulieren, welche Leptin-Rezeptoren exprimieren [61]. Leptin kann aber über hypothalamische Effekte die Knochenneubildung auch bremsen.

Im Gegensatz zu den positiven Effekten auf den Zuckerstoffwechsel, hat Osteocalcin zumindest in tierexperimentellen Untersuchungen einen die Gefäßverkalkung fördernden Effekt, der über den Wnt-Signalweg vermittelt wird. In der Zellkultur lässt sich eine extraossäre Bildung von Osteocalcin nachweisen. Osteocalcin verändert den intrazellulären Glucose-Metabolismus in glatten Muskelzellen der Gefäße (Stimulation der Glykolyse) und führt zur Vermehrung des Hypoxämie-induzierbaren

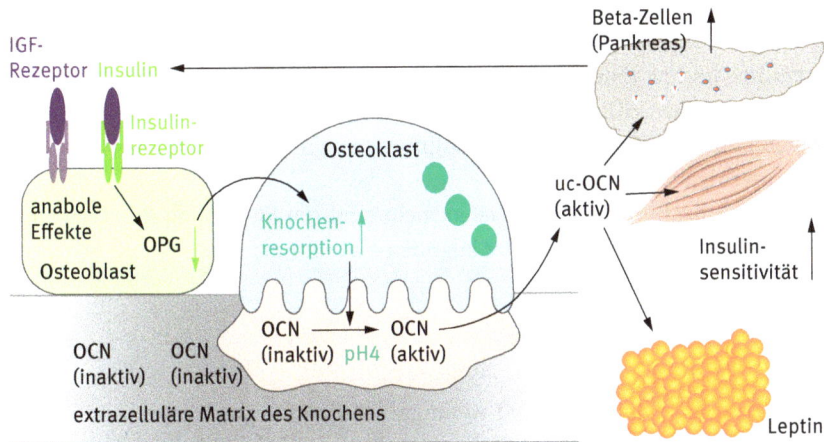

Abb. 3.8: Interaktion von Insulin, Osteocalcin und Knochen. Während der Knochenresorption wird inaktives Osteocalcin (OCN) durch die Säure in der Resorptionslakune zu untercarboxyliertem Osteocalcin (uc-OCN) aktiviert. uc-OCN stimuliert die Insulinsekretion und verbessert die Insulinsensitivität in den Zielorganen. Insulin beeinflusst die Osteoblasten-Aktivität über Insulin- und IGF-Rezeptoren. Neben der anabolen Wirkung wird über Absenkung des Osteoprotegerin (OPG) auch die Knochenresorption gesteigert. Der Osteoklast ist blau dargestellt, der Osteoblast ist grün abgebildet. OCN = Osteocalcin; uc-OCN = untercarboxyliertes Osteocalcin. IGF = Insulin-like growth factor.

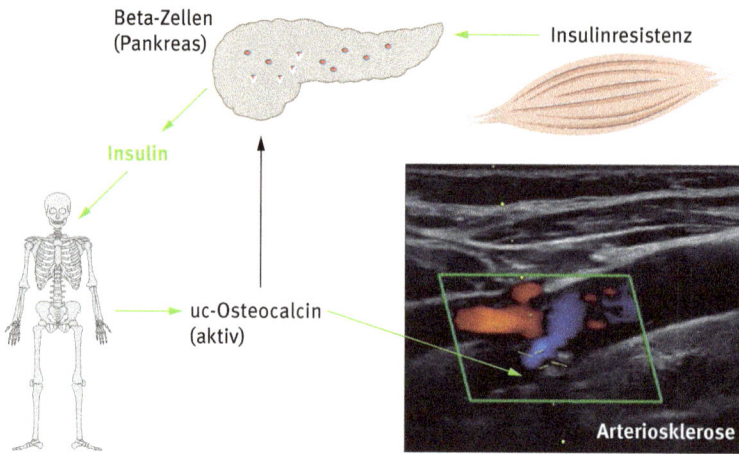

Abb. 3.9: Insulinresistenz führt über Osteocalcin zu einem erhöhten Arteriosklerose-Risiko.

Faktor HIF-1alpha [62–65]. In vivo war Osteocalcin in Ratten bei der Calcitriol-induzierten Gefäßverkalkung ursächlich beteiligt [65]. In Kalkplaques der Aorta wurde eine gesteigerte Expression von Osteocalcin gefunden [66,67], und Osteocalcin wurde mit der Entstehung von fibrösen calcifizierenden Plaques in Verbindung gebracht [68]. Die Konzentration von zirkulierendem Osteocalcin war in einer klinischen Untersuchung bei Männern in Korea mit der Verkalkung der Koronararterien assoziiert [69]. Bei Frauen mit metabolischem Syndrom wurden erhöhte Serumkonzentrationen von untercarboxyliertem Osteocalcin gefunden und es wurde eine positive Korrelation mit Insulin und dem HOMA-Index gefunden [70]. Somit könnte die Gefäßverkalkung bei metabolischem Syndrom und Insulinresistenz teilweist durch das Osteocalcin vermittelt werden (Abb. 3.9).

Weitere systemische Effekte von Osteocalcin sind die Steigerung der Testosteronproduktion und die Verbesserung der kognitiven Funktion.

3.7 Vitamin D

Vitamin D und seine Metaboliten sind wichtige Regulatoren des Mineral- und Knochenstoffwechsels. Bei Patienten mit Diabetes mellitus sind Veränderungen des Vitamin D-Stoffwechsels zu beobachten, die mit der verschlechterten Knochenqualität und dem erhöhten Knochenbruchrisiko in Zusammenhang stehen können. Auf der anderen Seite haben die aktiven Metaboliten von Vitamin D auch Einfluss auf die Insulinsekretion und auf den Zuckerstoffwechsel. Darüber hinaus könnte Vitamin D über die Modulation des Immunsystems auch präventiv im Hinblick auf die Entstehung des autoimmun bedingten Typ 1 Diabetes mellitus wirken [71].

Vitamin D selbst wird in der Haut unter Einfluss von UV-Licht aus 7-dehydrocholesterol gebildet und ist deshalb im eigentlichen Sinne als essenzieller Nährstoff nur dann ein Vitamin, wenn UV-Licht fehlt. Relevante Vitamin D-Quellen sind fettige Seefische, Forellen, Eier, Pilze (Tab. 3.3). Über die Zirkulation gelangt Vitamin D aus der Haut oder dem Darm in die Leber, wo es fast vollständig zum 25-Hydroxy-Vitamin D umgewandelt wird, das unter den Vitamin D-Metaboliten in der höchsten Konzentration im Serum vorkommt und auch die Speicherform darstellt. Wenn „Vitamin D" im Blut gemessen wird, dann wird in der Regel das 25-Hydroxyvitamin D bestimmt. 25-Hydroxyvitamin D hat bereits eine geringe biologische Wirkung. 25-Hydroxyvitamin D wird dann in der Niere in die biologisch aktivste Form, das 1,25-Dihydroxyvitamin D konvertiert (*Synonym*: Calcitriol), Abb. 3.10. 1,25-Dihydroxyvitamin D stellt die Hormonform von Vitamin D dar und wird auch als D-Hormon bezeichnet [71].

Tab. 3.3: Vitamin D-Gehalt von Nahrungsmitteln (IE = Internationale Einheit).

Lebensmittel	µg Vitamin D/ 100 g	IE Vitamin D/ 100 g	Portionengröße (in g)	µg Vitamin D/ Portion	IE Vitamin D/ Portion
Hering, gegart	25	1000	150	38	1500
Aal	20	800	150	30	1200
Forelle	19	760	150	29	1140
Sardinen	11	440	150	17	660
Lachs, gegart	4	160	150	6	240
Avocado	3,4	136	225	7,7	306
Hühnerei	2,9	116	60	1,7	70
Margarine	2,5	100	10	0,3	10
Goudakäse 45 % Fett inTr.	1,3	52	30	0,4	16
Butter	1,2	48	10	0,1	5
Hartkäse, 45 % Fett in Tr.	1,1	44	30	0,3	12
Kuhmilch, 3,5 %	0,1	4	150	0,15	6
Champignons	1,4	56			

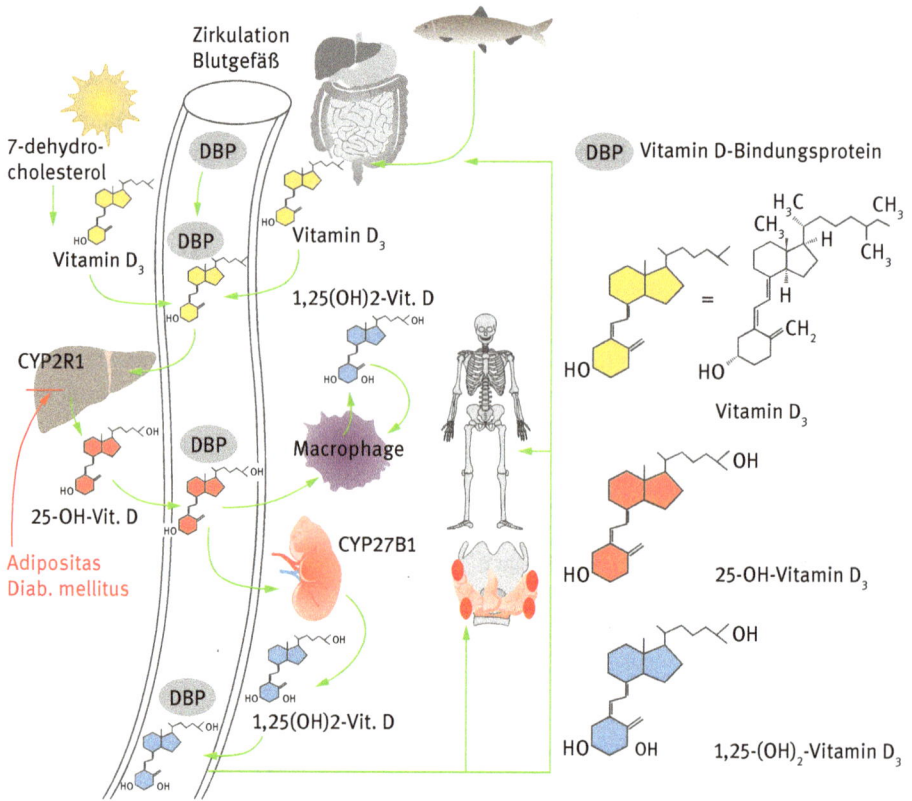

Abb. 3.10: Vitamin D-Metabolismus. Es ist zu beachten, dass die hepatische Bildung von 25-OH-Vitamin D durch Adipositas und Diabetes mellitus vermindert ist.

Während das zirkulierende 1,25-Dihydroxyvitamin D aus der Niere stammt und dort unter strenger Regulation durch andere Hormone (Parathormon, FGF-23, Östradiol u. a.) hergestellt wird, kann offensichtlich auf Gewebeebene auch in anderen Organen lokal 1,25-Dihydroxyvitamin D gebildet werden, wenn genügend Substrat (25-Hydroxyvitamin D) vorhanden ist. Dies würde erklären, warum hohe 25-Hydroxyvitamin D-Konzentration biologische Wirkungen haben können, ohne dass das zirkulierende 1,25-Dihydroxyvitamin D ebenfalls erhöht ist. Knochenzellen, Nebenschilddrüsenzellen und auch Zellen des Immunsystems (Makrophagen, T-Zellen) besitzen eine solche extrarenale 1-alpha-Hydroxylase. Neben den klassischen Wirkungen auf den Mineralstoffwechsel sind die nicht-klassischen Wirkungen z. B. auf Immunsystem und die Gefäße von großer Bedeutung [72].

Vitamin –D ist an der Regulation der Insulin-Sekretion des Pankreas beteiligt. Vitamin D-Mangel führte bei Ratten zu einer verminderte Insulinsekretion aus dem

Pankreas [73] . Patienten mit Diabetes mellitus Typ 1 haben häufig einen Vitamin D-Mangel.

Wegen der immunregulatorischen Effekte von Vitamin D wurde postuliert, dass Vitamin D-Mangel die Entstehung eines Diabetes mellitus Typ 1 begünstigt.

Bei NOD-Mäusen (einem Tiermodell für die Entstehung von Diabetes mellitus Typ 1) konnte die Behandlung mit 1,25-dihydroxyvitamin D die Entstehung einer Insulitis [74] und die Entwicklung eines autoimmun-induzierten Diabetes mellitus verhindern [75].

Allerdings sind der Dosierung von aktivem Vitamin D (1,25-dihydroxyvitamin D) aufgrund der Nebenwirkungen (Hyperkalzämie, Knochenabbau) Grenzen gesetzt. Weniger Nebenwirkungen traten auf, wenn die NOD Mäuse mit hochdosiertem nativem Vitamin D behandelt wurden. Es kam zu einer Abnahme von CD8(+) T-Zellen und zu einem Anstieg von CD4(+)-T-Zellen. Die Entstehung von Diabetes mellitus wurde signifikant gehemmt [76].

Auch beim Menschen gibt es eine Assoziation zwischen Vitamin D-Mangel und der Prävalenz von Diabetes mellitus Typ 1. So steigt die Häufigkeit von Diabetes mellitus Typ 1 mit dem Breitengrad und der abnehmenden Sonneneinstrahlung des Wohnortes an, während die Sonnen-Exposition mit UV-Licht-Einwirkung auf die Haut, die zur Vitamin D-Bildung führt, mit einer niedrigeren Inzidenz für Diabetes mellitus Typ 1 in äquatornahen Ländern assoziiert ist [77,78]. Niedrige Serumkonzentrationen von 25-OH-Vitamin D sind in zahlreichen Beobachtungsstudien mit dem Auftreten von Diabetes mellitus Typ 1 assoziiert gewesen [79], woraus aber noch keine kausale Beziehung abgeleitet werden kann. In einer Fallkontrollstudie war niedriges 25-OH-Vitamin D bei amerikanischem Militärpersonal mit einer höheren Diabetes-Inzidenz assoziiert [80].

Andere Autoren fanden keinen Zusammenhang zwischen Vitamin D-Status und dem Auftreten von Diabetes mellitus Typ 1 [81,82].

Ein protektiver Effekt von Vitamin D oder Vitamin D-Metaboliten auf die Entwicklung eines Diabetes mellitus Typ 1 kann letztendlich nur anhand kontrollierter Studien nachgewiesen werden. Verschiedene Interventionsstudien legen nahe, dass in der Kindheit eine Vitamin D-Supplementation und/oder Nahrungsergänzung mit Fischöl das Risiko für eine Manifestation von Diabetes Typ 1 verringern kann [79]. Die Studie von Gabbay und Mitarbeitern fand bei Patienten mit neu-diagnostiziertem Diabetes mellitus Typ 1 für die tägliche Behandlung mit Vitamin D3 (2000 IE tgl.) einen positiven Effekt auf die regulatorischen T-Zellen und auf den Erhalt der Restfunktion der Inselzellen mit länger nachweisbarer C-Peptid-Sekretion [83]. Ähnliche Effekte von Vitamin D auf regulatorische T-Zellen wurden auch von Treiber et al. gefunden [84]. Eine hoch dosierte Behandlung mit Vitamin D (4000 IE tgl.) über 3 Monate bewirkte bei Patienten mit Diabetes mellitus Typ 1 eine veränderte Genexpression in T-Helfer-Zellen, dabei wurden 4 Gene herunterreguliert und 44 Gene hochreguliert. [85]. Die klinische Bedeutung dieser Ergebnisse ist jedoch unklar. In einer randomisierten plazebokontrollierten Studie mit cross-over-Design führte die Therapie mit 4000 IE Vitamin D3 täglich bei Männern zu einem Anstieg der regulatorischen T-Zellen, und bei allen Teilnehmern zu einer Abnahme des Insulin-Bedarfs und zu einer Verbesserung des HBA1c-Wertes [86]. Allerdings dauerte die Intervention nur 3 Monate und Langzeitergebnisse fehlen. Ein positiver Effekt der täglichen Vitamin D3-Therapie (Dosierungen zwischen 400 und 6000 IE täglich) auf die residuale Beta-Zellfunktion wurde auch in weiteren Studien vor allem bei Kindern mit neu entdecktem Diabetes mellitus Typ 1 (Krankheitsdauer bis 2 Jahre) gefunden [87–89]. Andere Studien konnten hingegen keinen protektiven Effekt von Vitamin D nachweisen, wobei dies daran liegen könnte, dass Vitamin D in hochdosierter Bolusform eingesetzt wurde oder weil die Patienten schon länger an Diabetes mellitus Typ 1 erkrankt waren [90–92].

1,25-dihydroxyvitamin D (Calcitriol) zeigte hinsichtlich der Prävention des Diabetes mellitus Typ 1 keinen Effekt, konnte aber wegen der hyperkalzämischen Nebenwirkung nur in geringer Dosierung eingesetzt werden [93–95].

Hingegen konnte bei Erwachsenen mit latentem autoimmun-induzierten Diabetes mellitus (LADA) für das Pro-Hormon 1-alphahydroxyvitamin D (Alfacalcidol, 0,5 µg/Tag) ein protektiver Effekt gefunden werden [96], ebenso bei Kindern [97].

Der Diabetes mellitus Typ 2 ist keine Autoimmunerkrankung, aber dennoch wurde auch hier ein Einfluss von Vitamin D-Mangel auf die Pathogenese vermutet. Vitamin D-Mangel war mit einer verminderten Insulinsensitivität verbunden [98]. Auch war Vitamin D-Mangel in einer prospektiven Untersuchung mit einem erhöhten Risiko für Typ 2 Diabetes mellitus assoziiert [99] und Vitamin D-Supplementation führte in einer Subpopulation mit Prädiabetes zu einer verbesserten Insulin-Sensitivität [100]. Karamali et al. fanden bei Frauen mit PCO-Syndrom und Vitamin D-Mangel mit einer Kombinationsbehandlung (500 mg Calcium, 200 IE Vitamin D, 90 µg Vitamin K) eine Verbesserung der Insulinresistenz, jedoch keinen Effekt auf den Nüchtern-Blutzucker [101]. In einer über 5 Jahre angelegten Studie vermochte Vitamin-D-Therapie (20 000 IE pro Woche) die Progression von Prädiabetes zu Diabetes Typ 2 nicht zu verhindern [102]. In einer Metaanalyse konnte für Vitamin D kein Effekt auf die mittlere Plasmaglukose, gemessen anhand des HbA1c-Wertes, gefunden werden [103].

In einer groß angelegten Studie (2423 Teilnehmer) mit einer relativ hohen Vitamin Dosis von 4000 IE täglich konnte bei Patienten mit Prä-Diabetes für die Progression in einen manifesten Diabetes mellitus Typ 2 kein signifikanter protektiver Effekt von Vitamin D nachgewiesen werden. Die Therapie-Dauer mit Vitamin D betrug 2 Jahre. Der Risikoquotient (Hazard ratio) für Vitamin D betrug 0,88 (p = 0,12) [104].

Die Serumspiegel von 25-OH-vitamin D waren negativ mit der Intima-Media-Dicke der Carotiden bei Patienten mit Diabetes mellitus Typ 2 assoziiert, und Vitamin D-Mangel war mit der Präsenz von Carotis-Plaques assoziiert [105].

Sowohl bei Patienten mit Diabetes mellitus Typ 1 [90,95,106] als auch bei Patienten mit Diabetes mellitus Typ 2 [28,33,34,107,108] wurde häufig ein Vitamin D-Mangel gefunden. Die Ursache des Vitamin D-Mangels ist wahrscheinlich komplex, wo-

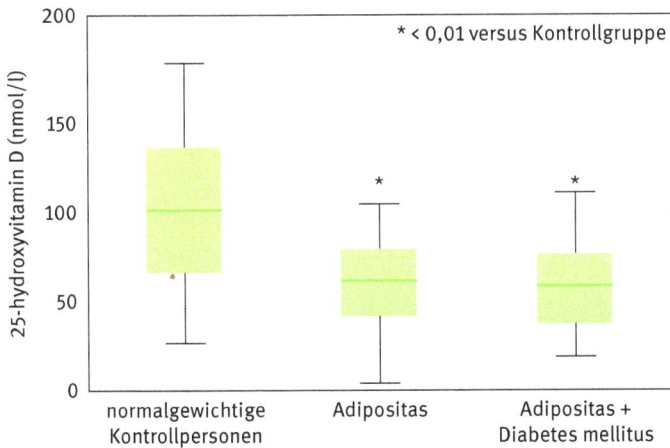

Abb. 3.11: Verminderte 25-OH-Vitamin D-Spiegel im Serum von Patienten mit Adipositas und Diabetes mellitus Typ 2.

bei veränderte Ernährungsgewohnheiten und verminderter Aufenthalt im Freien eine Rolle spielen dürften [109]. Bei Diabetes mellitus Typ 2 spielt auch die oft damit einhergehende Adipositas eine Rolle, weil das Vitamin D im Fettgewebe deponiert wird [110,111], Abb. 3.11.

Zusätzlich kommt hinzu, dass bei Adipositas, Typ1 und Typ 2 Diabetes mellitus die Aktivität der 25-Hydroxylase (CYP2R1) vermindert ist und somit auch bei ausreichender Vitamin D-Versorgung weniger 25-hydroxyvitamin D gebildet wird [112]. Inwieweit dieser Vitamin D-Mangel zu einer schlechteren Knochenqualität beiträgt, wurde bisher nicht explizit untersucht. In einer chinesischen Studie wurde bei Diabetes mellitus Typ 2 ein Zusammenhang zwischen schlechter Stoffwechsel-Einstellung (HBA1c > 8 %), Vitamin D-Mangel mit sekundärem Parathormonanstieg und erniedrigter Knochendichte gefunden. Dabei war das 25-hydroxyvitamin D positiv mit der Knochendichte am Schenkelhals korreliert [28]. Ein schwerer Vitamin D-Mangel dürfte deshalb auch bei Diabetes mellitus ein Risikofaktor für erhöhte Knochenfragilität darstellen. Da die Vitamin D-Supplementation eine preiswerte und sichere Prävention darstellt, ist sie allgemein zu befürworten.

3.8 Sturzrisiko

Folgeerkrankungen des Diabetes mellitus wie Angiopathie und Neuropathie führen zu einer verschlechterten Knochenfestigkeit. Das Sturzrisiko ist insbesondere bei Diabetes mellitus Typ 2 erhöht. Dabei sind gute Schlafqualität und angemessene Umgebung mit einem geringeren Sturzrisiko assoziiert, während Gangprobleme, Gleichgewichtsstörungen, niedriger Blutdruck und Multimedikation (> 3 Medikamente) mit einem höheren Sturzrisiko assoziiert waren [113].

In einer prospektiven Studie in den Niederlanden wurde bei Patienten mit Diabetes mellitus gezeigt, dass Gleichgewichtsstörungen und das Sturzrisiko mit dem Verlust des Gefühls (sensorische Störung) an den Füßen ansteigen. Dabei waren Männer und Patienten mit Diabetes mellitus Typ 2 stärker betroffen [114].

Eine japanische Arbeitsgruppe untersuchte das Sturzrisiko bei 194 japanischen Patienten mit Diabetes mellitus Typ 2 mittels eines kurzen Interviews, das fünf Items betreffend physische und soziale Aspekte abdeckte. Weiterhin wurden Assoziationen zwischen Sturzrisiko und der Anwesenheit von Diabetes-Komplikationen wie Neuropathie, Retinopathie, Nephropathie und Gefäßerkrankungen sowie osteoporotischen Frakturen untersucht. In der multivariaten logistischen Regressionsanalyse war das Sturzrisiko mit der Dauer der Diabetes-Erkrankung, dem Vorhandensein einer Neuropathie und peripheren arteriellen Gefäßerkrankung, und mit der Fraktur-Vorgeschichte positiv assoziiert. Auf der anderen Seite war ein niedriger Körpermassenindex, eine Neuropathie und das Sturzrisiko jeweils unabhängig und positiv mit dem Frakturrisiko assoziiert. Dies galt auch, wenn nur vertebrale Frakturen betrachtet wurden. Die Autoren schlossen daraus, dass ein kurzer Screening-Test auf Sturzrisiko für die Erhebung des Frakturrisikos von Nutzen war [115].

3.9 Medikamente

Die zur Therapie des Typ-2-Diabetes verwendeten Medikamente beeinflussen ebenfalls das Frakturrisiko. Hierfür wird auf das Kapitel 4 verwiesen.

3.10 Andere

Unterernährung und Ketoazidosen, die immer noch häufig bei Patienten mit schlecht kontrolliertem Diabetes mellitus Typ 1 vorkommen, hemmen die Knochenneubildung. Weitere Faktoren, die berücksichtigt werden müssen, sind Abnormitäten in den zirkulierenden Konzentrationen von Prostaglandinen und Glukokortikoiden [1].

Literatur

[1]   Hough FS, Pierroz DD, Cooper C, Ferrari SL, and the IOF CSA Bone and Diabetes Working Group. European Journal of Endocrinology. 2016;174:R127-R138.

[2]   Hadjidakis D, Androulakis II, Mylonakis AM, et al. Diabetes in postmenopause: different influence on bone mass according to age and disease duration. Exp Clin Endocrinol Diabetes. 2009;117:199.

[3]   Catalano A, Pintaudi B, Morabito N, et al. Gender differences in slerostin and clinical characteristics in type 1 diabetes mellitus. European Journal of Endocrinology / European Federation of Endocrine Societies. 2014;171:293–300.

[4]   Daniele G, Winnier D, Mari A, et al. Sclerostin and insulin resistance in prediabetes: evidence of a cross talk between bone and glucose metabolism. Diabetes Care. 2015;38:1509–1517.

[5]   Maggio AB, Ferrari S, Kraenzlin M, et al. J Pediatr Endocrinol Metab. 2010;23:697–707.

[6]   Kemink SA, Hermus AR, Swinkels LM, Lutterman JA, Smals AG. Osteopenia in insulin-dependent diabetes mellitus. Prevalence and aspects of pathophysiology. J Endocrinol Invest. 2000;23:295–303.

[7]   Bouillon R, Bex M, Van Herck E, et al. Influence of age, sex, and insulin on osteoblast function: osteoblast dysfunction in diabetes mellitus. Journal of Clinical Endocrinology and Metabolism. 1995;80:1194–1202.

[8]   Lumachi F, Camozzi V, Tombolan V, Luisetto G. Bone mineral density, osteocalcin, and bone-specific alkaline phosphatase in patients with insulin-dependent diabetes mellitus. Annals of the New York Academy of Sciences. 2009;1173(Suppl 1):E64-E67.

[9]   Pater A, Sypniewska G, Pilecki O. Biochemical markers of bone cell activity in children with type 1 diabetes mellitus. Journal of Pediactric Endocrinology & Metabolism. 2010;23:81–86.

[10]   McCabe LR. Understanding the pathology and mechanisms of type I diabetic bone loss. Journal of Cellular Biochemistry. 2007;102:1343–1357.

[11]   Saito M, Fujii K, Mori Y, Marumo K. Role of collagen enzymatic and glycation induced cross-links as a determinant of bone qualitiy in spontaneously diabetic WBN/Kob rats. Osteoporosis International. 2006;17:1514–1523.

[12]   Fowlkes JL, Bunn RC, Liu L, et al. Runt-related transcription factor 2(RUNX2) and RUNX2-related osteogenic genes are down-regulated throughaout osteogenesis in type 1 diabetes mellitus. Endocrinology. 2008;149:1697–1704.

[13]   Krakauer JC, McKenna MJ, Buderer NF, et al. Bone loss and bone turnover in diabetes. Diabetes. 1995;44:775–782.

[14]   Armas LA, Akhter MP, Drincic A, Recker RR. Trabecular bone histomorphometry in humans with type 1 diabetes mellitus. Bone. 2012;50:91–96.

[15]   Botolin S, McCabe LR. Chronic hyperglycemia modulates osteoblast gene expression through osmotic and non-osmotic pathways. Journal of Cellular Biochemistry. 2006;99:411–424.

[16]   Vashishth D, Gibson GJ, Khoury JI, et al. Influence of Nonenzymatic Glycation on Biomechanical Properties of Cortical Bone. Bone. 2001;28:195–201.

[17]   Schwartz A, Garnero P. Hi Pentosidine and increased fracture risk in older adults with type 2 diabetes. J Clin Endocrinol Metab. 94:2380–2386.

[18]   Kashiwabara S, Hosoe H, Ohno R, Nagai R, Shiraki M. Development and Evaluation of Novel ELISA for Determination of Urinary Pentosidine. J Nutr Sci Vitaminol. 2019;65:526–533.

[19]   Gineyts E, Munoz F, Bertholon C, Sornay-Rendu E, Chapurlat R. Urinary levels of pentosidine and the risk of fracture in postmenopausal women: the OFELY study. Osteoporos Int. 2010;21:243–250.

[20]   Shiraki M, Kashiwabara S, Imai T, Tanaka S, Saito M. The association of urinary pentosidine levels with the prevalence of osteoporotic fractures in postmenopausal women. Journal of Bone and Mineral Metabolism. 2019;37:1067–1074.

[21]   Kindler JM, Laing EM, Liu W, Dain JA, Lewis RD. Pentosidine is associated with cortical bone geometry and insulin resistnce in otherweis healthy children. J Bone Miner Res. 2019;34:1446–1450.

[22]   Farr JN, Drake MT, Amin S, et al. In vivo assessment of bone quality in postmenopausal women with type 2 diabetes. J Bone Miner Res. 2014;29:787–795.

[23]   Farlay D, Armas LAG, Gineyts E, et al. Nonenzymatic Glycation and Degreee of Mineralization Are Higher in Bone From Fractured Patients with Type 1 Diabetes mellitus. Journal of Bone and Mineral Research. 2016;31:190–195.

[24] Hunt HB, Torres AM, Palomino PM, et al. Altered Tissue Composition, Microarchitecture, and Mechanical Performance in Cancellous Bone From Men with type 2 Diabetes Mellitus. J Bone Miner Res. 2019;34:1191–1206.

[25] Burghardt AJ, Issever AS, Schwartz AV, et al. High-Resolution Peripheral Quantitative Computed Tomographic Imaging of Cortical and Trabecular Bone Microarchitecture in Patients with Type 2 Diabetes mellitus. J Clin Endocrinol Metab. 2010;95:5045–5055.

[26] Patsch JM, Burghardt AJ, Yap S, et al. Increased Cortical Porosity in Type 2 Diabetic Post-menopausal Women With Fragility Fractures. Journal of Bone and Mineral Research. 2013;28: 313–324.

[27] Wölfel EM, Jähn-Rickert K, Schmidt FN, et al. Individuals with type 2 diabetes mellitus show di-morphic and heterogeneous patterns of loss in femoral bone quality. Bone. 2020;140: doi: 10.1016/j.bone.2020.115556. Online ahead of print.

[28] Guo L, Gao Z, Ge H. Effects of serum 25-hydroxyvitamin D level on decreased bone mineral den-sity at femoral neck and total hip in Chinese type 2 diabetes. PloS ONE. 2017;12:e0188894. https://doi.org/10.1371/journal.pone.0188894.

[29] Li C-I, Liu C-S, Lin W-Y, et al Glycated hemoglobin level and risk of hip fracture in older people with type 2 diabetes: a competing risk analysis of taiwan diabetes cohort study. J Bone Miner Res. 2015;30:1338–1346.

[30] Diascro DD Jr, Vogel RL, Johnson TE, et al. High fatty acid content in rabbit serum is responsible fort he differentiation of osteoblasts into adipocyte-like cells. Journal of Bone and Mineral re-search. 1998;13:96–106.

[31] Botolin S, McCabe LR. Inhibition of PPARg prevents type I diabetic bone marrow adiposity but not bone loss. Journal of Cellular Physiology. 2006;209:967–976.

[32] Goulding A, Taylor RW. Plasma leptin values in relation to bone mass and densitiy and to dyna-mic biochemical markers of bone resorption and formation in postmenopausal women. Calcif Tissue Int. 1998;63:456–458.

[33] Scharla S. Knochenbruch-Gefahr. Bei Diabetikern an eine Osteoporose denken. MMW Fortschr Med. 2018;160(21–22):65–69.

[34] Scharla S. Osteoporose bei Typ-1- und Typ-2-Diabetes mellitus. Arthritis + rheuma. 2017;37:395–400.

[35] Scharla SH. Knochen und Diabetes mellitus. Osteologie. 2020;29:7–12.

[36] Lacombe J, Cairns BJ, Green J, et al. The effects of age, adiposity, and physical activity on the risk of seven site-specific fractures in postmenopausal women. J Bone Miner Res. 2016;31:1559–1568.

[37] Ishii S, Cauley JA, Greendale GA, et al. Pleiotropic Effects of Obesity on Fracture Risk: The Study of Women´s Health Across the Nation. J Bone Miner Res. 2014;29:2561–2570.

[38] Johansson H, Kanis JA, Oden A, et al. A Meta-Analysis of the association of fracture risk and body mass index in women. J Bone Miner Res. 2014;29:223–233.

[39] Kream BE, Smith MD, Canalis E, Raisz LG. Characterization of the effect of insulin on collagen synthesis in fetal rat bone. Endocrinology. 1985;116:296–302.

[40] Akune T, Ogata N, Hoshi K, et al. Insulin receptor substrate-2 maintains predominance of ana-bolic function over catabolic function of osteoblasts. Journal of Cell Biology. 2002;159:147–156.

[41] Ogata N, Chikazu D, Kubota N, et al. Insulin receptor substrate-1 in osteoblasts is indispensable for maintaining bone turnover. Journal of Clinical Investigation. 2000;105:935–943.

[42] Hough S, Avioli LV, Bergfeld MA, et al. Correction of abnormal bone and mineral metabolism in chronic streptozotocin-induced diabetes mellitus in the rat by insulin therapy. Endocrinology. 1981;108:2228–2234.

[43] Bouillon R, Bex M, Van Herck E, et al. Influence of age, sex, and insulin on osteoblast function: Osteoblast dysfunction in diabetes mellitus. Journal of Clinical Endocrinology and Metabolism. 1995;80:1194–1202.

[44] Irwin R, Lin HV, Motyl KJ , McCabe LR. Normal bone densitiy obtained in the absence of insulin receptor expression in bone. Endocrinology. 2006;147:5760–5767.

[45] Rosen CJ. Sugar and bone: a not-so sweet story . Journal of Bone and Mineral Research. 2008;23:1881–1883.

[46] Kemink SA, Hermus AR, Swinkels LM , et al. Osteopenia in insulin-dependent diabetes mellitus; prevalence and aspects of pathophysiology. Journal of Endocrinological Investigation. 2000;23:295–303.

[47] Henrikson DB, Alexandersen P, Hartmann B, et al. Four-month treatment with GLP-2 significantly increases hip BMD: a randomized, placebo-controlled, dose ranging study in postmenopausal women with low BMD. Bone. 2009;45:833–842.

[48] Nissen A, Marstrand S, Skov-Jeppesen K, et al. A Pilot Study Showing Acute Inhibitory Effect of GLP-1 on the Bone Resorption Marker CTX in Humans. JBMR Plus. 2019;3:e10209. DOI: 10.1002/jbm4.10209.

[49] Lee NK, Sowa H, Hinoi E, et al. Endocrine regulation of energy metabolism by the skeleton. Cell. 2007;130:456–469.

[50] Ferron M, Wie J, Yoshizawa T, et al. Insulin signaling in osteoblasts bone remodeling and energy metabolism. Cell. 2010;142:296–308.

[51] Pittas AG, Harris SS, Eliades M, Stark P, Dawson-Hughes B. Association between serum osteocalcin and markers of metabolic phenotype. J Clin Endocrinol Metab. 2009;94:827–832.

[52] Wang Q, Zhang B, Xu Y, Xu H, Zhang N. The relationship between serum osteocalcin concentration and glucose metabolism in patients with type 2 Diabetes Mellitus. Int J Endocrinol. 2013;842598. doi: 10.1155/2013/842598.

[53] Bullo M, Moreno-Navarette JM, Fernandez-Real JM, Salas-Salvado J. Total and undercarboxylated osteocalcin predict changes in insulin sensitivity and b cell function in elderly men at high cardiovascular risk. Am J Clin Nutr. 2012;95:249–255.

[54] Levinger I, Zebaze R, Jerums G, et al. The effect of acute exercise on undercarboxylated osteocalcin in obese men. Osteoporos Int. 2011;22:1621–1626.

[55] Levinger I, Jerums G, Stepto NK, et al. The Effect of Acute Exercise on Undercarboxylated Osteocalcin and Insulin Sensitivity in Obese Men. J Bone Mineral Res. 2014;29:2571–2576.

[56] Lin X, Brennan-Speranza TC, Levinger I, Yeap BB. Undercarboxylated osteocalcin: Experimental and Human Evidence for a Role in Glucose Homeostasis and Muscle Regulation of Insulin Sensitivity. Nutrients. 2018;847; doi:10.3390/nu10070847.

[57] Lin X, Parker L, McLennan E, et al. Undercarboxylated osteocalcin improves insulin-stimulated glucose uptake in muscles of corticosterone-treated mice. J Bone Miner Res. 2019;34:1517–1530.

[58] Yeap BB, Alfonso H, Chubb SAP, et al. Higher serum undercarboxylated osteocalcin and other bone turnover markers are associated with reduced diabetes risk and lower estradiol concentrations in older men. J Clin Endocrinol Metab. 2015;100:63–71.

[59] Kalaitzoglou E, Popescu I, Bunn RC, Fowlkes JL, Thraikill KM. Effects of type 1 diabetes osteoblasts, osteocytes and osteoclasts. Curr Osteoporos Rep. 2016;14:310–319.

[60] Ma H, Ma JX, Xue P, Gao Y, Li YK. Osteoblast proliferation is enhanced upon the insulin receptor substrate 1 overexpression via PI3K signaling leading to down-regulation of NFkB and BAX Pathway. Exp Clin Endocrinol Diabetes. 2015;123:126–131.

[61] Turner RT, Kalra SP, Wong CP, et al. Peripheral Leptin Regulates Bone Formation. Journal of Bone and Mineral Research. 2013;28:22–34.

[62] Zhu D, Mackenzie NCW, Farquharson C, Macrae. Mechanisms and clinical consequences of vascular calcification. Front Endocrinol. 2012;3:95.

[63] Razny U, Fedak D, Kiec-Wilk B, et al. Carboxylated and undercarboxylated osteocalcin in metabolic complications of human obesity and prediabetes. Diabetes Metab Res Rev. 2017;33: e2862.

[64] Rashdan NA, Sim AM, Cui L, et al. Osteocalcin Regulates Arterial Calcification Via Altered Wnt Signaling and Glucose Metabolism. J Bone Miner Res. 2020;35:357–367.

[65] Idelevich A, Rais Y, Monsonego-Ornan E. Bone Gla Protein Increases HIF-1alpha-Dependent Glucose Metabolism and Induces Cartilage and Vascular Calcification. Ateriosclerosis, Thrombosis, and Vascular Biology. 2011,31:e55-e71.

[66] Foresta C, Strapazzon G, De Toni L, et al. Platelets express and release osteocalcin and co-localize in human calcified atherosclerotic plaques. J Thromb Haemost. 2013;11:357–365.

[67] Bini A, Mann KG, Kudryk BJ. Schoen FJ. Noncollagenous bone matrix proteins, calcification, and thrombosis in carotid artery atherosclerosis. Arterioscler Thromb Vasc Biol. 1999;19:1852–1861.

[68] Dhore CR, Cleutjens JP, Lutgens E, et al. Differential expression of bone matrix regulatory proteins in human atherosclerotic plaques. Arterioscler Thromb Vasc Biol. 2001;21:1998–2003.

[69] Choi BH, Joo NS, Kim MJ, et al. Coronary artery calcification is associated with high serum concentration of undercarboxylated osteocalcin in asymptomatic korean men. Clin Endocrinol (Oxf). 2015;83:320–326.

[70] Liu JJ, Toy WC, Wong MD, et al. Elevated undercarboxylated and reduced carboxylated osteocalcin are associated with metabolic syndrome in middle age asian females. Exp Clin Endocrinol Diabetes. 2013;121:329 –333.

[71] Scharla S. Einfluss von Vitamin D auf Knochen und Muskel. Diabetologe. 2016;12:261–268.

[72] Mathieu C. Vitamin D and the Immune System: Getting it Right. IBMS BoneKEy. 2011;8:178–186.

[73] Kadowaki S, Norman AW. Dietary vitamin D is essential for normal insulin secretion from the perfused rat pancreas. J Clin Invest. 1984;73:759–766.

[74] Mathieu C, Laureys J, Sobis H, Vandeputte M. Waer M, Bouillon R. 1,25-dihydroxyvitamin D 3 prevents insulitis in NOD Mice. Diabetes. 1992;41:1491–1495.

[75] Mathieu C, Waer M, Laureys J, Rutgeerts O, Bouillon R. Prevention of autimmune diabetes in NOD mice by 1,25-dihydroxyvitamin D . Diabetologia. 1994;37:552–558.

[76] Takiishi T, Ding Lei, Baeke F, et al. Dietary supplementation with high doses of regular vitamin D3 safely reduces diabetes incidence in NOD mice when given early and long term . Diabetes. 2014;63:2026–2036.

[77] EURODIAB ACE Study Group. Variation and trends in incidence of childhood diabetes in Europe. Lancet. 2000;355:873–876.

[78] Mohr SB, Garland CF, Gorham ED, Garland FC. The association between ultraviolet B irradiance, vitamin D status and incidence rates of type 1 diabetes in 51 regions worldwide. Diabetologia. 2008;51:1391–1398.

[79] Infante M, Ricordi C, Sanchez J, et al. Influence of Vitamin D on Islet Autoimmunity and Beta-Cell Function in Type 1 Diabetes. Nutrients. 2019;11:2185 doi:10.3390/nu11092185.

[80] Gorham ED, Garland CF, Burgi AA, et al. Lower prediagnostic serum 25-hydroxyvitamin D concentration is associated with higher risk of insulin-requiring diabetes: A nestet case-control study. Diabetologia. 2012;55:3224–3227.

[81] Cadario F, Savastio S, Pagliardini V, et al. Vitamin D levels at birth and risk of type 1 diabetes in childhood: A case-Control study. Acta Diabetol. 2015;52:1077–1081.

[82] Mäkinen M, Mykkänen J, Koskinen M, et al. Serum 25-Hydroxyvitamin D concentrations in Children Progressing to Autoimmunity and Clinical Type 1 Diabetes. J Clin Endocrinol Metab. 2016;101:723–729.

[83] Gabbay MAL, Sato MN, Finazzo C, Duarte AJS, Dib SA. Effect of cholecalciferol as adjunctive the-
     rapy with insulin on protective immunologic profile and decline of residual β-cell function in
     new-onset type 1 diabetes mellitus. Arch Pediatr Adolesc Med. 2012;166:601–607.

[84] Treiber G, Prietl B, Fröhlich-Reiterer E, et al. Cholecalciferol supplementation improves suppres-
     sive capacity of regulatory T-cells in young patients with new-onset type 1 diabetes mellitus – A
     randomized clinical trial. Clinical Immunology. 2015;161:217–224.

[85] Penna-Martinez M, Hess H, Doering C, et al. High dose vitamin D treatment regulates the gene
     expression pattern in T-Helper cells of type 1 diabetes patients. Poster P10-05. Abstract-CD D A
     C H-Tagung 2016, 59. Symposium der Deutschen Gesellschaft für Endokrinologie, 21. Jahres-
     tagung der Österreichischen Gesellschaft für Endokrinologie und Stoffwechsel und Frühjahrs-
     tagung 2016 der Schweizerischen Gesellschaft für Endokrinologie und Diabetologie – URN: urn:
     nbn:de:101:1–201604282025.

[86] Bogdanou D, Penna-Martinez M, Filmann N, et al. T-lymphocyte and glycemic status after vita-
     min D treatment in type 1 diabetes: A randomized controlled trial with sequential crossover. Dia-
     betes Metab Res Rev. 2017;33(3) doi: 10.1002/dmrr.2865. Epub 2016 Dec 6. PMID: 27764529.

[87] Mishra A, Dayal D, Sachdeva N, Attri SV. Effect of 6-months's vitamin D supplementation on
     residual beta cell function in children with type 1 diabetes: a case control interventional study.
     Journal of Pediatric Endocrinology and Metabolism. 2015;29:395–400.

[88] Giri D, Pintus D, Burnside G, et al. Treating vitamin D deficiency in children with type I diabetes
     could improve their glycaemic control. BMC Res Notes. 2017;10:465.

[89] Panjiyar RP, Dayal D, Attri SV, et al. Sustained serum 25-hydroxyvitamin D concentrations for
     one year with cholecalciferol supplementation improves glycaemic control and slows the decli-
     ne of resitual β cell function in children with type 1 diabetes. Pediatr Endocrinol Diabetes Me-
     tab. 2018;24:111–117.

[90] Shih EM, Mittelman S, Pitukcheewanont P, Azen CG, Monzavi R. Effects of vitamin D repletion
     on glycemic control and inflammatory cytokines in adolescents with type 1 diabetes. Pediatr
     Diabetes. 2016;17:36–43.

[91] Sharma S, Biswal N, Bethou A, et al. Does vitamin D supplementation improve glycaemic control
     in children with type 1 diabetes mellitus ? – A randomized controlled trial. Journal of Clinical
     and Diagnostic Research. 2017;11:SC15-SC17.

[92] Perchard R, Magee L, Whatmore A, et al. A pilot interventional study to evaluate the impact of
     cholecalciferol treatment on HBA1c in type 1 diabetes (T1D). Endocrine Connections.
     2017;6.225–231.

[93] Pitocco D, Crinò A, Di Stasio E, et al., on behalf oft he IMDIAB group. The effects of calcitriol and
     nicotinamide on residual pancreatic β-cell function in patients with recent –onset type 1 dia-
     betes (IMDIAB XI). Diabetic Medicine. 2006;23:920–923.

[94] Walter M, Kaupper T, Adler K, et al. No Effect of the 1a,25-dihydroxyvitamin D3 on Beta Cell Resi-
     dual Function and Insulin Requirement in Adults with New-Onset Type 1 Diabetes. Diabetes Ca-
     re. 2010;33:1443–1448.

[95] Bizzari C, Pitocco D, Napoli N, et al, and the IMDIAB Group. No protective effect of calcitriol on
     β-Cell Function in Recent-Onset Type 1 Diabetes. Diabetes Care. 2010;33:1962–1963.

[96] Li X, Liao L, Yan X, Huang G, et al. Protective effects of 1-alpha-hydroxyvitamin D3 on residual
     beta cell function in patients with adult-onset latent autoimmune diabetes (LADA). Diabetes Me-
     tab Res Rev. 2009;25:411–416.

[97] Ataie-Jafari A, Loke S-C, Rahmat AB, et al. A randomized placebo-controlled trial of alphacalc-
     idol on the preservation of beta cell function in children with recent onset type 1 diabetes. Clin
     Nutr. 2013;32:911–917.

[98] Chiu KC, Chu A, Go VLW, Saad MF. Hypovitaminosis D is associated with insulin resistance and
     β cell dysfunction. Am J Clin Nutr. 2004;79:820–825.

[99] Pittas AG, Dawson-Hughes B, Sun Q, Hu FB, Manson JE. Plasma 25-Hydroxyvitamin D Concentration and Risk of Incident Type 2 Diabetes in Women. Diabetes Care. 2010;33:2021–2023.

[100] Gagnon C, Daly RM, Carpentier A, et al. Effects of Combined Calcium and Vitamin D Supplementation on Insulin Secretion, Insulin Sensitivity and β-Cell Function in multi-Ethnic Vitamin D-Deficient Adults at Risk for Type 2 Diabetes: A Pilot Randomized, Placebo-Controlled Trial. PLOS ONE. 2014;9:e109607.

[101] Karamali M, Ashrafi M, Razavi M, et al. The Effects of Calcium, Vitamins D and K co-Supplementation on Markers of Insulin Metabolism and Lipid Profiles in Vitamin D-Deficient Women with Poycystic Ovary Syndrome. Exp Clin Endocrinol Diabetes. 2017;125:316–321.

[102] Jorde R, Sollid ST, Svartberg J, et al. Vitamin D 20 000 IU per week for five years does not prevent progression from prediabetes to diabetes. J Clin Endocrinol Metab. 2016;101:1647–1655.

[103] Autier P, Boniol M, Pizot C, Mullie P. Vitamin D status and ill health: a systematic review. Lancet Diabetes Endocrinol. 2014;2:76–89.

[104] Pittas AG, Dawson-Hughes B, Sheehan P, et al, for the D2d Research Group. Vitamin D Supplementation and Prevention of Type 2 Diabetes. N Engl J Med. 2019;381:520–30.

[105] Wang Y, Zhang H. Serum-25-Hydroxyvitamin D3 Levels are associated with carotid intima-media thickness and carotid atherosclerotic Plaque in Type 2 Diabetic Patients. J Diabetes Res. 2017;2017:3510275.

[106] Christiansen C, Christensen MS, McNair P, Nielsen B, Madsbad S. Vitamin D metabolites in diabetic patients: decreased serum concentration of 24,25-dihydroxyvitamin D. Scand J Clin Lab Invest. 1982;42:487–491.

[107] Scharla SH, Lempert UG. 25-hydroxyvitamin D and Vitamin D-Binding Protein (DBP) in patients with obesity and diabetes mellitus type 2. DGE –Tagung 2016, Poster, URN:urn.nbn:de:101:1–201604282025.

[108] Lempert UG, Scharla SA, Scharla SHJ. Einfluss von Body-Mass-Index, 25-hydroxyvitamin D und HbA1c auf Myostatin. Osteologie. 2020;29:50.

[109] Barrea L, Muscogiuri G, Laudisio D, et al. Influence of the Mediterranean Diet on 25-Hydroxyvitamin D Levels in Adults. Nutrients. 2020;12:1439 ; doi:10.3390/nu12051439.

[110] Zitt E, Sprenger-Mähr H, Mündle M, Lhotta K. Efficacy and safety of body weight-adapted oral cholecalciferol substitution in dialysis patients with vitamin D deficiency. BMC Nephrology. 2015;16:128.

[111] Heaney RP, Armas LA, Shary JR, et al. 25-Hydroxylation of vitamin D3: relation to circulating vitamin D3 under various input conditions. Am J Clin Nutr. 2008;87:1738–1742.

[112] Bouillon R, Bikle D. Vitamin D Metabolism Revised: Fall of Dogmas. Journal of Bone and Mineral Research. 2019;34:1985–1992.

[113] Rashedi V, Iranpour A, Mohseni, Borhaninejad V. Risk factors for fall in elderly with diabetes mellitus type 2. Diabetes Metab Syndr. 2019;13:2347–2351.

[114] Rinkel WD, van Nieuwkasteele S, Cabezas MC, et al. Balance, risk of falls, risk factors and fall-related costs in individuals with diabetes. Diabetes Res Clin Pract. 2019;158: 107930. doi: 10.1016/j.diabres.2019.107930.

[115] Yokomoto-Umakoshi M, Kanazawa I, Kondo S, Sugimoto T. Association between the risk of falls and osteoporotic fractures in patients with type 2 diabetes mellitus. Endocrine Journal. 2017;64:727–734.

4 Einfluss von Inkretinen und oralen Antidiabetika auf Knochenstoffwechsel und Frakturrisiko

Lilian Sewing, Christian Meier

Weltweit leiden mehr als 422 Millionen Personen an einem Typ-2-Diabetes [1], die Tendenz ist steigend. Trotz erhöhter Knochendichte haben Patienten mit einem Typ-2-Diabetes im Vergleich zu Nichtdiabetikern ein etwa zwei- bis dreifach erhöhtes Frakturrisiko [2,3], sodass die diabetische Osteopathie eine hohe gesellschaftliche und volkswirtschaftliche Relevanz innehat. Ursächlich für die erhöhte Frakturinzidenz bei Diabetikern werden Veränderungen der Knochenmikroarchitektur, mikrovaskuläre Veränderungen des Knochenmilieus sowie ein erhöhtes Sturzrisiko diskutiert [4]. Die genauen Mechanismen sind bisher noch unzureichend verstanden. Orale Antidiabetika und Inkretine werden weitverbreitet zur Blutzuckerkontrolle und damit zur Vermeidung von mikrovaskulären Komplikationen bei Typ-2-Diabetikern eingesetzt, teilweise können sie das Frakturrisiko modulieren. Die folgende Übersicht soll den Einfluss der verschiedenen Wirkstoffklassen (Metformin, Sulfonylharnstoffe, Thiazolidinedione, GLP-1 Analoga, DPP-4-Inhibitoren und SGLT2-Inhibitoren) auf den Knochenstoffwechsel und das Frakturrisiko anhand der aktuellen Studienlage zusammenfassen (siehe Tab. 4.1).

Tab. 4.1: Einfluss oraler Antidiabetika auf Knochenstoffwechsel und Frakturrisiko. Quelle: C. Traechslin et al: Osteologie 2018; 27:29–37.

Wirkstoff		Präklinische Studien (in vivo)		Klinische Studien			
		Knochen-formation	Knochen-resorption	Knochen-formation	Knochen-resorption	BMD	Frakturen
Metformin		↑	↓	↓/~	↓/~	~/↑	↓/~
Sulfonyharnstoff		nv	nv	↑/~	↓/~	nv	↓/~
Thiazolidinedione		↓↓	↑↑	↓↓/~/↑	↑↑/~	↓↓/~	↑↑
Inkretine	GLP-1 Analoga	↑	↓	~	↓	↑/~	~
	DPP4-Inhibitoren	↓/~/↑	~	↓/~	~	nv	↓/~
SGLT2-Inhibitoren		~	~	~	~	↓/~	~/↑
↑ erhöht, ↓ vermindert, ~ kein Effekt, nv nicht verfügbar							

https://doi.org/10.1515/9783110575774-004

4.1 Metformin

Metformin, ein Biguanid, ist das orale Antidiabetikum der ersten Wahl bei Patienten mit neudiagnostiziertem Typ-2-Diabetes (T2DM). Biguanide hemmen die hepatische Glukoseproduktion und erhöhen die Glukoseaufnahme im Muskel. Grundlage der unter Metformin beobachteten Erhöhung der Insulinsensitivität ist die indirekte Aktivierung der hepatischen und muskulären AMPK (AMP-activated protein kinase). Durch AMPK Aktivierung wird vermehrt Glukose in den Muskel aufgenommen, die Fettsäuresynthese wird gehemmt und die Betaoxidation in der Leber stimuliert. AMPK führt zudem zu einer verminderten Expression des Transkriptionsfaktors SREBP-1 (sterol-regulatory element-binding-protein 1), welcher bei der Adipozytendifferenzierung sowie der Entwicklung der Insulinresistenz eine Rolle spielt [5].

4.1.1 Präklinische Daten

Experimentelle Studien ergeben deutliche Hinweise auf einen knochenanabolen Effekt von Metformin: Allgemein zeigt sich bei Typ-2-Diabetikern eine veränderte Differenzierung der mesenchymalen Stammzellen im Knochenmark: Die mesenchymalen Stammzellen sind Ausgangspunkt für die Osteogenese und Adipogenese. Bei Typ-2-Diabetikern kommt es zu einem Shift zugunsten der Adipogenese und damit zuungunsten der Osteogenese.

Eine Vielzahl von in vitro und in vivo Studien zeigen, dass Metformin die Differenzierung der Osteoblasten und die Mineralisation von osteoblastenähnlichen Zellkulturen (MCT3T3E1) in vitro stimuliert [6,7]. So aktiviert Metformin in mesenchymalen Zellen eine pro-osteoblastische regulatorische Kaskade über den osteoblastenspezifischen Transkriptionsfaktor RUNX2 und AMPK/upstream transcription factor 1 (USF1)/small heterodimer partner (SHP) [8,9]. Metformin führt im Tiermodell zu einer osteogenen Differenzierung von Knochenmarkprogenitorzellen sowie zu einer vermehrten Synthese von ALP, Osteocalcin und Typ-1-Kollagen. Zudem hemmt Metformin über AMPK und mTOR (mechanistic target of rapamycin)/p70s6K kinase die Adipogenese [10].

Neben dem anabolen Effekt auf Osteoblasten zeigen Studien mit ovariektomierten Ratten, dass Metformin über verminderte Expression von RANKL und vermehrte Expression von Osteoprotegerin (OPG) auch die Differenzierung der Osteoklasten beeinträchtigt [11]. So fand sich bei mit Metformin behandelten Ratten eine geringere Anzahl von Osteoklasten mit Rückgang eines experimentell induzierten periapikalen Knochensubstanzverlustes im Bereich der Mandibula [12].

Zudem bewirkte Metformin im hyperglykämen Milieu einer Osteoblastenzellkultur eine signifikante Abnahme von reaktiven Sauerstoffspezies sowie eine vermehrte Apoptose. Dieser Effekt ist am ehesten über den Transkriptionsfaktor Runx2 sowie eine gesteigerte IGF-1 Genexpression vermittelt [13]. In vitro konnte gezeigt werden, dass Metformin die durch AGE (advanced glycation end products) induzierten Veränderungen in Osteoblasten verhindert [14].

Ob Metformin neben Osteoblasten und Osteoklasten auch die Mikrostruktur des Knochens beeinflusst bleibt unklar – hier finden sich widersprüchliche Daten:

In Knochenmarkprogenitorzellen sowie im Tiermodell kann Metformin den negativen Effekt von Rosiglitazon bei sequenzieller Gabe durch Reossifikation kompensieren. Bei gleichzeitiger Verabreichung von Metformin und Rosiglitazon über 2 Wochen wurden im Gegensatz zur Rosiglitazonmonobehandlung keine negativen ossären Effekte beobachtet [15]. Bei bilateral ovariektomierten Ratten mit eingeschränkter Knochendichte und reduzierter Knochenqualität hatte eine Behandlung mit Metformin einen positiven Effekt auf den Knochenmineralgehalt sowie die Knochenqualität [16]. In einem anderen Mausmodell konnte bezüglich Frakturheilung und Mikrostruktur des Knochens jedoch kein Unterschied zwischen mit Metformin behandelten Tieren und Kontrollen festgestellt werden [17].

4.1.2 Klinische Daten

Trotz der vielversprechenden experimentellen Daten zeigt sich in klinischen Studien, dass Metformin zwar ein gutes Sicherheitsprofil hinsichtlich der Knochengesundheit hat, darüber hinaus aber keinen protektiven Effekt auf den Knochen auszuüben scheint.

Der Großteil der Beobachtungsstudien mit Metformin hat keinen Effekt auf das Frakturrisiko gezeigt [18–22], in einigen wenigen Studien jedoch zeigte sich eine verminderte Frakturinzidenz unter Metformin: So ergab eine Fallkontrollstudie mit Typ-1- und Typ-2-Diabetikern ein unter Metformin um 19 % reduziertes relatives Risiko für alle Frakturen [23]. In einer historischen Kohortenstudie mit 1964 Typ-2-Diabetikern fand sich unter Metformin ebenfalls eine Reduktion des Frakturrisikos (HR 0,7; 95 % CI 0,6–0,96) [24]. In einer großen Kohortenstudie wurden 30.000 ältere Patienten über ca. 10 Monate beobachtet, hier waren die Frakturraten der Frauen unter Metformin (19,7 pro 1000 Personenjahre) deutlich niedriger als die der Frauen unter Thiazolidinedionen (28,7 pro 1000 Personenjahren) [25].

In der ADOPT-Studie wurde die Wirkung von Metformin, dem Sulfonylharnstoff Glyburid, sowie dem Thiazolidinedion Rosiglitazone hinsichtlich Auftreten von Frakturen nach einer medianen Therapiedauer von 4 Jahren verglichen: Die Frakturinzidenz war bei den mit Metformin behandelten Patienten vergleichbar mit Glyburid und niedriger als unter Rosiglitazon [15].

Patientinnen mit Typ-2-Diabetes, die über 12 Monate mit Metformin behandelt wurden, hatten im Vergleich zu den mit Rosiglitazon therapierten Patientinnen ein signifikant niedrigeres CTX (C-terminales Telopeptid), die Knochenformationsmarker PINP und ALP waren sowohl bei Frauen als auch Männern unter Metformin erniedrigt [26].

Es ist anzumerken, dass die oben erwähnten Studien Frakturen allesamt nicht als primären Endpunkt untersucht haben [27]. Frakturereignisse wurden als „adverse events" angegeben, was einen Selektionsbias verursacht haben kann. Zudem haben Patienten, die mit Metformin behandelt werden, oft weniger Risikofaktoren für Frakturen als Patienten unter anderen oralen Antidiabetika [28]. Dies lässt sich unter anderem darauf zurückführen, dass Metformin häufig zu Beginn der Erkrankung, wenn wenig Komorbiditäten vorliegen, eingesetzt wird. Diese beiden Punkte könnten die Auswertung der klinischen Studien beeinflusst haben [4].

Aufgrund der deutlichen Diskrepanz der präklinischen und klinischen Daten wäre eine spezifisch designte randomisiert kontrollierte Studie mit primärem Frakturendpunkt unter Metformin wünschenswert.

4.2 Sulfonylharnstoffe

Sulfonylharnstoffe gehören zu den Insulinsekretagoga. Sie blockieren ATP-abhängige Kaliumkanäle an der Zelloberfläche pankreatischer Betazellen. Hierüber kommt es zu einer Aktivierung spannungsgesteuerter Calciumkanäle, Zelldepolarisation mit Calciumeinstrom in die Zelle und letztlich Insulinsekretion.

Obwohl Sulfonylharnstoffe seit über 50 Jahren bei Typ-2-Diabetikern verwendet werden, liegen nur wenige Daten hinsichtlich ihrer Wirkung auf den Knochen vor.

4.2.1 Präklinische Daten

Glimepirid stimuliert im hyperglykämen Milieu die Proliferation und Differenzierung von Osteoblasten durch Aktivierung der Phosphoinositid 3-Kinase (PI-3)/Akt/eNOS Signalkaskade [29]. Bei ovariektomierten Ratten wird ein erhöhtes Remodeling des Knochens mit beeinträchtigter Knochenmineralisation beobachtet. Behandlung dieser Ratten mit Glimepirid konnte die skelettalen Veränderungen verhindern und stimulierte die Knochenformation [30].

4.2.2 Klinische Daten

Die klinischen Daten zeigen unterschiedliche Ergebnisse hinsichtlich der Wirkung von Sulfonylharnstoffen auf den Knochen:

Aus epidemiologischen Daten geht nach Korrektur für Kovariaten hervor, dass Sulfonylharnstoffe das Frakturrisiko senken: So zeigte eine dänische Fall-Kontrollstudie (124.655 Fälle, 373.962 Kontrollen) bei Patienten unter Sulfonylharnstoffen eine signifikante Reduktion aller Frakturereignisse (adj OR 0,88; 95 % CI 0,8–0,96) sowie speziell von Hüftfrakturen (adj. OR 0,77; 95 % CI 0,63–0,95) [32]. Eine große prospektive Kohortenstudie (84.339 Teilnehmer) stellte fest, dass Patienten unter Sulfo-nylharnstoffen verglichen mit Patienten unter Thiazolidinedionen ein niedrigeres Frakturrisiko hatten [32]. In einer japanischen Kohortenstudie war eine Behandlung mit Sulfonylharnstoffen verglichen mit Insulin oder Thiazolidinedionen bei post-menopausalen Frauen aber nicht bei Männern mit einem verminderten Risiko für vertebrale Frakturen assoziiert [19].

Auf der anderen Seite zeigten unter anderen die ADOPT Studie als auch die Ro-chester Studie, dass eine Behandlung mit Glibenclamid (Glyburid) keinen Effekt auf Knochenmasse und Frakturrisiko hat [18,24,33]. Eine schottische prospektive Kohor-tenstudie über 9 Jahre mit knapp 200.000 Patienten fand keinen Zusammenhang zwischen einer Therapie mit Sulfonylharnstoffen und Hüftfrakturen [34].

Die ADOPT-Studie ist die einzige randomisiert kontrollierte Studie in der Fraktur-ereignisse unter Sulfonylharnstofftherapie analysiert wurden. Über eine mediane Be-obachtungsdauer von 4 Jahren war die kumulative Inzidenz für Frakturen bei mit Glibenclamid und Metformin behandelten Patienten vergleichbar und signifikant tie-fer als bei Patienten unter Rosiglitazon. So kam es bei 3,4 % der Patienten unter Gli-benclamid zu Frakturen, was einer Inzidenzrate von 1,15 pro 100 Patientenjahren entspricht. Die kumulative Frakturinzidenz lag bei 5,7 % (95 % CI 3,9–7,6) nach 5 Jahren [35].

Insbesondere bei älteren Patienten, die mit Sulfonylharnstoffen behandelt wer-den, werden häufig Hypoglykämien beobachtet: So zeigte sich in der UK Prospective Diabetes Study, dass bei bis zu 18 % der Typ-2-Diabetiker unter Sulfonylharnstoffen Hypoglykämien auftraten [36,37].

Da Patienten mit häufigen Hypoglykämien zu Stürzen neigen, wird gerade bei älteren Patienten unter Sulfonylharnstoffen ein sturzbedingt erhöhtes Frakturrisiko diskutiert [4]: Lapane et al. kritisierten methodische Schwächen der vorliegenden Studien und postulieren, dass das sturzbedingte Frakturrisiko älterer Patienten unter Sulfonylharnstoffen möglicherweise unterschätzt wird [38]. Seither fand sich in ver-schiedenen Beobachtungsstudien tatsächlich ein erhöhtes Frakturrisiko unter Sulfo-nylharnstoffen [21,39,40], während andere keinen Einfluss auf das Frakturrisiko zei-gen konnten [28,31,41,42]. Randomisiert kontrollierte Studien mit primärem Fraktu-rendpunkt liegen nicht vor.

Betreffend der Knochendichte sowie des Knochen-Turnovers unter Sulfonylharn-stoffen ist die Datenlagen spärlich: eine multizentrische, doppelblinde Phase III Stu-die mit 746 Typ-2-Diabetikern zwischen 19 und 79 Jahren ergab bei mit Glimepirid oder Liraglutid behandelten Probanden nach 52 und 104 Wochen keinen signifikan-ten Unterschied im Knochenmineralgehalt [43]. In der ADOPT-Studie zeigten sich un-ter Glibenclamid leicht erniedrigte P1NP-Spiegel bei Frauen und Männern, bei Frau-en war zudem das CTX signifikant erniedrigt. In einer japanischen Studie fanden sich unter Sulfonylharnstoffen im Vergleich zur Kontrollgruppe bei postmenopausalen Frauen signifikant erniedrigte NTX-Werte (N-terminal cross-linked telopeptide of ty-pe 1 collagen) im Urin [19].

Die präklinischen wie klinischen Daten legen nahe, dass Sulfonylharnstoffe keinen schädlichen Effekt auf den Knochen haben. Zusammenfassend ergibt sich aus den vorhandenen Daten eine positive bis neutrale Auswirkung der Sulfonylharnstoffe auf das Frakturrisiko. Ebenso wie für Metformin sind weitere, insbesondere randomisiert kontrollierte Studien mit Frakturereignissen als primärem Endpunkt wünschenswert.

4.3 Thiazolidinedione

Thiazolidinedione (TZD) sind orale Antidiabetika, die über Aktivierung des peroxisom-proliferator-activated receptor (PPARγ), eines nukleären Hormonrezeptors, die Insulinsensitivität erhöhen. Seit 1999 werden Rosiglitazon und Pioglitazon klinisch eingesetzt. Eine Vielzahl von Studien dokumentierte unter TZD eine verbesserte Blutzuckersenkung im Vergleich mit anderen oralen Antidiabetika [33]. Allerdings traten nach anfänglichem Optimismus die Nebenwirkungen der TZD in den Vordergrund: So wurde unter Therapie mit Rosiglitazon ein signifikant erhöhtes Risiko für Herzinfarkte und kardiovaskuläre Todesfälle beobachtet [44] was die FDA 2010 zu einer Sicherheitswarnung veranlasste. Nach Reevaluation der Datenlage insbesondere durch die RECORD-Studie wurde diese Warnung größernteils revidiert [45]. Allerdings konnte bis dato ein kardiovaskuläres Risiko unter Rosiglitazon nicht ausgeschlossen werden.

Personen, die mit dem Thiazolidinedion Pioglitazon behandelt wurden, hatten hingegen weniger Myokardinfarkte, Schlaganfälle und eine geringere Mortalität als Kontrollpersonen ohne Therapie oder Personen unter anderen oralen Antidiabetika [46], sodass hinsichtlich der kardiovaskulären Risiken nicht von einem Klasseneffekt der TZDs auszugehen ist. Allerdingt wurden bei langdauernder Pioglitazongabe ein erhöhtes Risiko für Harnblasenkarzinome festgestellt. Beide TZD sind mit Flüssigkeitsretention und Gewichtszunahme sowie Herzinsuffizienz assoziiert [45–47]. Der Gebrauch der TZD im klinischen Alltag hat aufgrund des Nebenwirkungsprofils in den letzten Jahren deutlich abgenommen.

4.3.1 Klinische Daten zum Frakturrisiko

In der ADOPT-Studie zeigte sich erstmals ein erhöhtes Frakturrisiko unter Behandlung mit Rosiglitazon im Vergleich zu Metformin und Glyburid [33,35]: Es wurden 2511 männliche und 1840 weibliche Typ-2-Diabetiker mit einem mittleren Alter von 56 Jahren untersucht. Frakturen wurden im Rahmen einer post hoc Analyse als schwerwiegende unerwünschte Ereignisse analysiert: Während sich bei Männern unter TZD kein erhöhtes Frakturrisiko zeigte, war das Frakturrisiko bei Frauen unter Rosiglitazon etwa doppelt so hoch wie unter Metformin und Glyburid (HR 1,81 [95 % CI 1,17–2,8], HR 2,13 [95 % CI 1,3–3,51]).

Es fanden sich unter TZD vermehrt Frakturen der Extremitäten, während bezüglich Hüft- oder vertebralen Frakturen in den Behandlungsarmen keine Unterschiede festgestellt wurden. Allerdings waren in der Studie nur wenige Teilnehmer im Alter über 70 eingeschlossen, einem Alter, ab dem Hüftfrakturen gehäuft auftreten. Zudem war die Inzidenz der Hüftfrakturen in der Studienpopulation sehr gering. Daher müssen die obigen Resultate mit Vorsicht interpretiert werden.

Beobachtungsstudien dagegen fanden unter TZD auch ein erhöhtes Risiko für Hüftfrakturen: Eine schottische Studie zeigte mit zunehmender Dauer einer Therapie mit TZD, interessanterweise bei Männern und Frauen, ein vermehrtes Auftreten von Hüftfrakturen [28]. Zwei weitere Beobachtungsstudien fanden ebenfalls vermehrt Hüftfrakturen unter Thiazolidinedionen [48,49].

Verschiedene Studien stellten auch bei mit Pioglitazon behandelten Frauen [33,50,51] ein erhöhtes Frakturrisiko fest. Eine neuere Metaanalyse, die 22 randomisiert kontrollierte Studien umfasst, zeigte sowohl für Pioglitazon wie auch Rosiglitazon bei Frauen ein vergleichbar erhöhtes Risiko für Knochenbrüche (Rosiglitazone OR 2,1; 95 % CI 1,61–2,51, Pioglitazone OR 1,73; 95 % CI 1,18–2,55) [50].

Die Gründe für die in den Studien beobachtete geschlechtsabhängig unterschiedliche Wirkung der TZD auf Frakturen sind bisher noch weitgehend unverstanden. Es konnte gezeigt werden, dass Rosiglitazon und Pioglitazon in menschlichen Granulosazellen die Östrogensynthese hemmen [52]. Östrogenspiegel sind bei älteren Männern höher als bei älteren Frauen [27]. Daher könnte ein durch TZD hervorgerufener Östrogenmangel, der den postmenopausalen Östrogenmangel verstärkt, eine der Erklärungen sein, warum bei Männern unter TZD nur geringe Effekte auf Frakturrisiko und Knochenarchitektur beobachtet wurden. Auf der anderen Seite hatten in der ADOPT-Studie prä- wie auch postmenopausale Frauen unter Rosiglitazon eine vergleichbares Frakturrisiko [35], was diese Hypothese nicht stützt.

4.3.2 Klinische Daten zu Knochendichte und Knochen-Turnover

TZD führen zu einer Abnahme der Knochendichte [55–56,59,138–140]. Eine Metaanalyse aus 10 randomisiert kontrollierten Studien zeigte bei mit TZD behandelten Patienten im Vergleich zu Placebo und anderen oralen Antidiabetika eine Abnahme der Knochendichte an der Lendenwirbelsäule, an Hüfte und am Schenkelhals [50]. Billington et al. bestätigten in einer weiteren Metaanalyse eine Abnahme der Knochendichte an der Hüfte von −1,0 % (95 % CI −1,4, −0,6) und an der LWS von −1.1 % (95 % CI−1,6, −0,7) bei Patienten unter TZD im Vergleich zur Kontrollgruppe [53]. Kritisch anzumerken ist, dass es aufgrund einer medianen Studiendauer von nur 48 Wochen keine kontrollierten Daten für eine längerdauernde Therapie mit TZD gibt. Es ist unklar, ob der Mineralgehaltsverlust nach einem Jahr plafoniert oder weiter fortschreitet [54].

In diesem Zusammenhang ist die Arbeit von Bilezikian et. al. erwähnenswert: Er konnte in einer randomisierten Doppelblindstudie bei postmenopausalen Typ-2-Diabetikerinnen zeigen, dass die Abnahme des Mineralgehalts unter Rosiglitazon nach Therapieumstellung auf Metformin neutralisiert wurde. Zudem fand sich unter Metformin eine Stabilisierung des initial gesteigerten Knochenumbaus [37,55].

Die Ergebnisse zu Knochen-Turnover-Markern unter TZD sind zwar nicht konsistent, insgesamt gibt es aber zahlreiche Hinweise für eine verstärkte Knochenresorption und möglicherweise einen verminderten Knochenaufbau [55–57].

In der ADOPT-Studie wurden bei 1605 Teilnehmern über 12 Monate Veränderungen des Knochen-Turnovers analysiert [26]: Bei Frauen zeigten sich unter Rosiglitazon im Vergleich zu Metformin und Glyburid erhöhte Knochenresorptionsmarker (C-terminales Telopeptid [CTX]). Bei männlichen Teilnehmern war CTX im Vergleich zu Metformin, aber nicht im Vergleich zu Glyburid erhöht. Hinsichtlich des Knochenaufbaumarkers P1NP bestand bei Frauen in der Rosiglitazon- und Glyburid-Gruppe kein Unterschied. Mit Rosiglitazon behandelte Männer dagegen zeigten im Vergleich zu Glyburid eine stärkere Abnahme von P1NP.

Sowohl unter Rosiglitazon wie Pioglitazon wurden negative Auswirkungen auf die Knochenneubildung und Knochenmasse beobachtet [58,59].

In einigen kleineren Studien wurde im Vergleich zu Placebo oder diätetisch behandelten Probanden bei Patienten unter TZD eine relative Abnahme der Knochenformationsmarker festgestellt [60,61], wohingegen andere Arbeiten keine Unterschiede erkennen konnten [61–63].

Betreffend der Dauer bzw. Reversibilität des Effekts der TZD auf Knochenmineralgehalt und Knochenstoffwechsel gibt es nur wenige Daten [54]: In der ACCORD-Studie wurde bei Frauen 1–2 Jahre nach Absetzen der TZD im Vergleich zu einer Weiterbehandlung eine Reduktion des nichtvertebralen Frakturrisikos beobachtet (HR 0,57, 95 % CI 0,35–0,92). 2 Jahre nach Absetzen war das Frakturrisiko ähnlich hoch wie bei Studienteilnehmerinnen, die nie mit einem TZD behandelt wurden [64]. Konträr zu diesen Daten kam eine Metaanalyse aus 5 RCTs zu dem Ergebnis, dass sich die Abnahme des Knochenmineralgehalts unter TZD ein Jahr nach Sistieren der Therapie nicht signifikant ändert [53].

4.3.3 Präklinische Datenmechanismen des TZD-induzierten Knochenverlusts

In vitro- und tierexperimentelle Studien konnten zelluläre und molekularbiologische Grundlagen des Thiazolidinedion-vermittelten Knochenverlusts aufdecken:

Thiazolidinedione sind PPARy Agonisten. PPARy findet sich vorwiegend im weißen und braunen Fettgewebe und ist ein essenzieller Regulator des Fett- und Glukosestoffwechsels [65]. Es werden sowohl im Mausmodell wie auch beim Menschen

2 Isoformen, PPARγ1 und PPARγ2, unterschieden. PPARγ1 wird in einer Vielzahl von Zelltypen, unter anderem in mesenchymalen und hämatopoetischen Zellen exprimiert, während PPARγ2 einzig in Zellen mesenchymaler Herkunft vorkommt.

Sun et al. konnten nachweisen, dass PPARγ1 ein negativer Regulator der Osteoblastendifferenzierung ist: Neben indirekten Effekten spielt in diesem Zusammenhang die Hemmung des mTOR Signalwegs eine Rolle [66]. PPARγ1 aus hämatopoetischen Stammzellen fördert die Osteoklastendifferenzierung und Knochenresorption über vermehrte Expression von c-fos Protein und Aktivierung von Pgc1β [67,68].

Am Knochen spielt PPARγ2 eine wichtige Rolle bei der Differenzierung von mesenchymalen Stammzellen zu Osteoblasten oder Adipozyten [69]. TZDs weisen eine höhere Spezifität für PPARγ2 auf: Nach Aktivierung von PPARγ2 in mesenchymalen Stammzellen des Knochenmarks durch Rosiglitazon wird die Differenzierung zu Osteoblasten unterdrückt, die Zellen schlagen zunehmend einen adipogenen Differenzierungsweg ein. Zudem wurde eine Zunahme der RANKL Expression und Osteoklastogenese beobachtet [70–72]. Hohe Dosen von Rosiglitazon führten im Tiermodell zu verstärkter Fetteinlagerung im Knochenmark und damit einhergehend verschlechterter Knochenqualität [73].

Um den Einfluss von PPARγ auf Osteoblasten und Osteoklasten tierexperimentell zu verifizieren, wurden verschiedene PPARγ Knockoutmodelle entwickelt [66,74–76]: Es bestätigte sich, dass eine verminderte PPARγ Aktivität mit erhöhter Anzahl von Osteoblasten und damit erhöhter Knochenmasse vergesellschaftet war. Mäuse mit verringerter PPARγ-Expression in hämatopoetischen Zellen entwickelten eine Osteopetrose als Hinweis auf eine verminderte Osteoklastenaktivität.

In weiteren Tiermodellen fand sich unter dem PPARγ Agonisten Rosiglitazon eine verminderte Knochendichte, ein verringertes Knochenvolumen, Veränderungen der Knochenarchitektur mit Abnahme der trabekulären und kortikalen Knochenmasse sowie eine verringerte Anzahl von Osteoblasten mit Zunahme von Osteoklasten und Adipozyten [58,72,77–79].

Neuere Daten zeigen neben der Wirkung auf Osteoblasten und Osteoklasten auch einen Einfluss der TZD auf Osteozyten: In vitro wurde unter Rosiglitazon in Osteozyten eine verstärkte Bildung von Sklerostin, einem Wnt-Pathway Inhibitor, von Dickkopf-related-protein 1 und RANKL, einem proosteoklastischen Zytokin, beobachtet [80,81].

Der Verlust an Knochenmasse unter Rosiglitazon korrelierte in vivo positiv mit dem Alter der untersuchten Tiere sowie der Höhe der PPARγ Expression [72]. Zudem bestimmt das Alter der Versuchstiere die Art des Knochenmasseverlusts: Bei jüngeren Tieren fand sich eine verringerte Knochenneubildung, bei älteren Tieren wurde eine verstärkte Knochenresorption beobachtet. Östrogenmangel prädisponierte durch verstärkte Knochenresorption zu Rosiglitazon induziertem Knochenmasseverlust [82].

So lässt sich aus den tierexperimentellen Studien ableiten, dass Alter und Östrogenmangel wichtige Determinanten des TZD induzierten Knochenverlusts sind. Der negative Effekt auf die Osteoblastogenese wird mit reduzierter Aktivität der osteoblastenspezifischen Transkriptionsfaktoren Runx2, Dlx5 und Osterix und eingeschränkter Aktivität von osteoblastenspezifischen Signalwegen wie Wnt, TGF-β/BMP und IGF-1 in Verbindung gebracht [71,83].

Interessanterweise ist der Einfluss der TZD auf die Genexpression bei der Osteoblastenentwicklung sehr ähnlich zu den Veränderungen, die mit höherem Alter einhergehen, sodass spekuliert werden kann, dass TZD die Knochenalterung akzelerieren [72,84].

Zusammenfassend besteht bei mit Rosiglitazon und Pioglitazon behandelten Frauen und möglicherweise auch bei Männern ein erhöhtes Frakturrisiko. Gemäß der aktuellen Datenlage ist das bei Frauen erhöhte Frakturrisiko zumindest teilweise über eine verstärkte Knochenresorption zu erklären. Daher lässt sich festhalten, dass TZD bei Patienten mit erhöhtem Frakturrisiko nur zurückhaltend und wenn überhaupt in Kombination mit Metformin eingesetzt werden sollten [4,37].

4.4 Inkretine

Der Begriff „Inkretin" wurde 1932 durch La Barre eingeführt. Er beobachtete bei Hunden einen Abfall des Blutzuckers, nachdem ihnen ein Darmextrakt gefüttert wurde [27]. Inkretine, wie Glucagon-like-peptide 1 (GLP-1), GLP-2 und glucose-dependent insulinotropic peptide (GIP) sind gastrointestinale Peptidhormone, welche nach Nahrungsaufnahme aus enteroendokrinen Zellen in den Blutkreislauf abgegeben werden. Sie modulieren die glukoseabhängige Insulinausschüttung über Inkretinrezeptoren. Bei Diabetikern ist dieser Inkretineffekt abgeschwächt.

GLP-1 und GLP-2, welche gemeinsam aus intestinalen L-Zellen im distalen Ileum und Kolon sezerniert werden, haben unterschiedliche biologische Funktionen: GLP-1 Rezeptoren sind vor allem auf pankreatischen Betazellen exprimiert, sie finden sich aber auch auf Neuronen sowie in einer Vielzahl von Organen, unter anderem im Knochen [85]. GLP-1 bewirkt neben einer verstärkten glukoseabhängigen Insulinausschüttung eine Hemmung der Glucagonsekretion, eine Verzögerung der Magenentleerung, eine Reduktion von Appetit, ein vermehrtes Sättigungsgefühl und eine Gewichtsabnahme [86,87].

GLP-2 Rezeptoren finden sich dagegen ausschließlich im Gastrointestinaltrakt. Hier ist GLP-2 für Wachstum und Funktion der intestinalen Mukosa und für die natürliche Barrierefunktion des Darms verantwortlich [88,89]. GIP wird von den enteroendokrinen K-Zellen im Duodenum und proximalen Jejunum sezerniert.

Inkretine werden rasch durch die Dipeptidylpeptidase (DPP-4), eine ubiquitär vorhandene Serinprotease, abgebaut [90]. Dies hat zur Entwicklung der DPP-4 resistenten GLP-1 Rezeptoragonisten und DPP-4-Inhibitoren geführt. Glukagon-like Peptide 1-Rezeptor Agonisten (GLP-1 RA) und Dipeptidylpeptidase-4-Inhibitoren (DPP-4 I) sind seit über 10 Jahren als Zweitlinientherapie des Typ-2-Diabetes zugelassen [91].

Zudem ist für die neueren GLP-1-RA ein kardioprotektiver Effekt beschrieben [92]. Zu ihnen zählen unter anderem Liraglutid (97 % homolog zu GLP1) und Semaglutid.

Am Knochen werden den Inkretinen anabole Wirkungen zugeschrieben: Knochenzellen, u. a. Osteoblasten, Osteoklasten und Osteozyten, exprimieren Rezeptoren für GLP und GIP [93,94]. So konnten auf MLO-Y4 Zellen und Osteozyten von Rattenfemuren GLP-1 Rezeptoren nachgewiesen werden [95]. GLP-2 werden vorwiegend antiresorptive Eigenschaften auf den Knochen zugeschrieben [96], bei GIP konnte neben den antiresorptiven auch knochenanabole Eigenschaften gezeigt werden [97,98]. Die essenzielle Rolle von GLP-1 Rezeptoren für die Knochenresorption konnte im Mausmodell demonstriert werden: GLP-1 Rezeptor Knockoutmäuse zeigten eine verstärkte Knochenresorption mit erhöhter kortikaler Porosität. Entgegengesetzt zum direkten inhibitorischen Effekt von GIP und GLP-2 auf die Knochenresorption ist die antiresorptive Wirkung von GLP-1 bei der Maus am ehesten über eine Calcitonin-abhängigen Signalkaskade mediiert: So fand sich bei GLP1 Knockoutmäusen eine erniedrigte Expression von Calcitonin mRNA mit erhöhten Spiegeln des Knochenresorptionsmarkers Urindeoxypyridinolin. Behandlung mit Calcitonin supprimierte die erhöhten Deoxypyridinolinspiegel. Weiter fand sich unter Exendin-4 eine erhöhte Genexpression von Calcitonin in der Schilddrüse [37,99].

Inkretine regulieren den nährstoffabhängigen Knochen-Turnover: Nahrungsaufnahme verschiebt das Gleichgewicht zugunsten von vermehrtem Knochenaufbau. Fasten dagegen resultiert in einer Zunahme der Knochenresorption [100]. Evolutionär konnte so in Phasen ausreichender Nahrungsverfügbarkeit die Knochenstärke maximiert werden und in Fastenperioden über vermehrte Knochenresorption die Kalziumhomöostase aufrechterhalten werden [4,27].

Im Folgenden wird die Datenlage bezüglich GLP-1 Analoga und DPP-4-Inhibitoren im Detail dargestellt.

4.4.1 GLP-1 Rezeptor Agonisten (GLP-1 RA)

Präklinische Daten

Im Jahr 2014 konnten Ma et al. erstmals einen osteoprotektiven Effekt von Exendin-4 im Tiermodell bei 12 Monate alten ovarektomierten, insulinresistenten Ratten nachweisen. Nach 16 Wochen Behandlung mit dem GLP-1 Agonisten Exendin-4 fand sich bei den Ratten im Vergleich zur Kontrollgruppe eine Zunahme der Knochenstärke. Der hormonell bedingte Verlust von Knochenmasse sowie die Verschlechterung der trabekulären Mikroarchitektur konnte bei den mit GLP-1 Analoga behandelten Tieren verhindert werden. Es fand sich unter Exendin-4 eine erhöhte OPG/RANKL Ratio mit reduzierter Knochenresorption sowie eine vermehrte Expression von osteoblastenspezifischen Transkriptionsfaktoren [101]. In vitro sowie im Tiermodell wurden unter GLP-1 RA eine erhöhte Expression von Osteocalcin gezeigt und höhere Osteocalcinserumspiegel gemessen, was neben der antiresorptiven Wirkung die Hypothese eines osteoanabolen Effekts der GLP-1 RA unterstützt [95,102,103].

In osteozytenverwandten MLO-Y4 Zellen sowie in Rattenosteozyten wurde unter Exendin-4 die mRNA Expression und Proteinproduktion von SOST/Sklerostin gehemmt. Sklerostin, welches in Osteozyten gebildet wird, hemmt die Knochenformation. Bei diabetischen OLEF Ratten wurden unter Exendin reduzierte Sklerostinspiegel sowie eine erhöhte Knochendichte am Schenkelhals gemessen [95].

Pereira et al. zeigten, dass eine Behandlung von normoglykämen ovarektomierten Mäusen mit Exenatid und Liraglutid die trabekuläre, nicht aber die kortikale Knochenmasse über einen kombinierten Effekt auf Osteoblasten und Osteoklastenaktivität verbessert [104].

Klinische Daten

A) Einfluss der GLP-1 RA auf Knochendichte und Knochen-Turnover: Über 24 Wochen konnte bei neu diagnostizierten Typ-2-Diabetikern keine Veränderung des Knochen-Turnovers oder der Knochendichte bei mit Exenatid, Insulin und Pioglitazon behandelten Patienten beobachtet werden [105]. In einer weiteren Studie wurden 69 Typ-2-Diabetiker unter Metformin in eine Exenatid bzw. Insulingruppe randomisiert. Nach 44 Wochen fand sich in den beiden Gruppen kein Unterschied bezüglich der Knochendichte, obwohl es unter Exenatid zu einer signifikanten Gewichtsreduktion kam [43,105,106].

Die zweijährige prospektive Lead-3 Studie zeigte unter Liraglutid im Vergleich zu Glimepirid ebenfalls keine Unterschiede im Knochenmineralgehalt [43,105]. Dagegen fand sich in einer randomisiert kontrollierten Studie mit 160 postmenopausalen Frauen nach abendlicher GLP-2 Gabe über 4 Monate eine dosisabhängige Zunahme der Knochendichte am Schenkelhals. Zusätzlich wurde eine unter GLP-2 dosisabhängige Reduktion von Serum CTX und bei unveränderten Knochenformationsmarkern (Osteocalcin, P1NP) beobachtet [96,107,108].

B) Einfluss der GLP-1 RA auf das Frakturrisiko: Trotz heterogener Resultate aus randomisiert kontrollierten Studien und „real world"-Daten wird insgesamt ein neutraler Effekt der GLP-1 Analoga auf das Frakturrisiko angenommen, obwohl eine Tendenz zu weniger Frakturen erkennbar ist:

So fand eine Metanalyse aus 4 großen Beobachtungsstudien mit insgesamt 216.816 Patienten keine Beeinflussung der Frakturinzidenz unter GLP-1 RA (aHR 0,99, 95 % CI 0,8–1,19) [109].

In einer Metanalyse, in der 14 randomisiert kontrollierten Studien (RCTs) untersucht wurden [110], zeigte sich im Vergleich zur Kontrollgruppe keine Änderung des Frakturrisikos unter Behandlung mit Liraglutid oder Exenatid über eine Dauer von 12 bis 104 Wochen (OR 1,05 (95 % CU 0,59, 1,87). Insgesamt wurden aber nur 38 Frakturereignisse evaluiert. In Subgruppenanalysen fand sich interessanterweise unter

Liraglutid ein reduziertes Frakturrisiko (OR 0,38 [95 % CI 0,17, 0,87]), während unter Exenatid ein erhöhtes Frakturrisiko beobachtet wurde (OR 2,09 [95 % CI 1,03, 4,21]). Eine weitere Metanalyse (7 RCTs) zeigte ebenfalls keine Beeinflussung des Frakturrisikos nach Behandlung mit GLP-1 Analoga über ≥ 24 Wochen. In dieser Studie wurden lediglich 19 Frakturereignisse, davon 13 unter GLP-1 Analoga, als „serious adverse events" evaluiert [111]. Dem entgegengesetzt fand sich in einer großen Metanalyse (52 RCTs) unter GLP-1 RA im Vergleich zu Placebo und anderen Antidiabetika ein vermindertes Frakturrisiko. Dies galt insbesondere für Exenatid, während Semaglutid, Liraglutid, Lixisenatid, Albiglutid und Dulaglutid neutral bezüglich des Knochenbruchrisikos waren [112].

Viele der Studien, insbesondere die randomisiert kontrollierten Studien, weisen methodische Schwächen auf [111] so wurde, wie oben gezeigt, nur eine geringe Anzahl von Frakturen untersucht, bei einigen Studien war der Beobachtungszeitraum sehr kurz gewählt. Zudem wurden Frakturen jeweils als schwerwiegende unerwünschte Ereignisse (serious adverse events) angegeben. Eine Studie mit primärem Frakturendpunkt fehlt. Daher müssen vor einer abschließenden Beurteilung weitere Daten abgewartet werden.

4.4.2 DPP-4-Inhibitoren

DPP-4 baut körpereigene Inkretine wie GLP-1 zu inaktiven Metaboliten ab. Da die DPP-4-Inhibitoren (Sitagliptin, Saxagliptin, Vildagliptin und Linagliptin) damit die Wirkung von körpereigenem GLP-1 verlängern wird gemeinhin angenommen, dass ihre Wirkung auf den Knochen der Wirkung der GLP-1 Rezeptoragonisten entspricht.

Präklinische Daten

In präklinischen Studien zeigte sich jedoch keine konsistente Wirkung der DPP-4-Inhibitoren (DPP-4 I) auf den Knochenstoffwechsel:

In vitro ergeben sich vereinzelt Hinweise auf eine mögliche osteoblastenhemmende Wirkung über Reduktion der Runx2- und Osteocalcin-Expression und Typ-1-Kollagen-Produktion, zudem zeigte sich eine reduzierte PPARγ-Expression unter DPP-4-Inhibitoren [113]. Andere Studien fanden einen neutralen Effekt von DPP-4 I auf die Osteoblastendifferenzierung [113,114].

Im Tiermodell wurde der DPP-4-Inhibitor Sitagliptin bei Ratten mit Streptozotocin-induziertem Diabetes getestet: Mikro-CT-Aufnahmen zeigten, dass dem trabekulären Knochenverlust sowie dem reduzierten kortikalen Knochenwachstum der diabetischen Tiere durch Sitagliptin entgegengewirkt wurde, und zwar unabhängig von der Blutzuckerkontrolle. Weiterhin fand sich unter Sitagliptin eine Abnahme des Knochenresorptionsparameters CTX, sodass ein antiresorptiver Effekt der DPP-4-Inhibitoren diskutiert wurde [115]. Gallagher et al. dagegen stellten im Mausmodell einen neutralen Effekt des DPP-4-Inhibitors MK-0626 auf die trabekuläre wie kortikale Knochenstruktur fest [114]. Behandlung mit Sitagliptin erhöhte im HFD (high-fat diet) Mausmodell bei weiblichen Tieren die Knochendichte an der Wirbelsäule, wohingegen bei ovarektomierten Mäusen keine Wirkung mehr beobachtet wurde. Nach genetischer Inaktivierung von DPP-4 kam es bei DPP4 (-/-) Mäusen nicht zu einer Veränderung des Knochenphänotyps [116].

Klinische Daten

In einer placebokontrollierten randomisiert kontrollierten Studie wurden nach einem Jahr Therapie mit Vildagliptin bei bisher unbehandelten Typ-2-Diabetikern keine Veränderungen der Knochen-Turnover-Marker CTX oder ALP beobachtet [95]. Vergleichbare Ergebnisse wurden bereits 2012 durch Bunck et al. publiziert [117]. Eine präklinische Studie dagegen fand unter Sitagliptin eine signifikante Abnahme von ALP und Deoxypyridinolin im Urin [113].

In einer Metaanalyse von 28 Studien mit 11.880 Patienten unter DPP-4-Inhibitoren fand sich über einen Beobachtungszeitraum von 35 Wochen im Vergleich zu Patienten unter Thiazolidinedionen und Sulfonylharnstoffen ein reduziertes Frakturrisiko (Mantel-Haenszel odds ratio [MH-OR] 0,60, 95 % CI 0,37–0,99, P = 0,045). Es wurden insgesamt 63 Frakturereignisse als schwerwiegende unerwünschte Ereignisse evaluiert [118]. Eine retrospektive Kohortenstudie mit Daten der Clinical Practice Research Datalink Database fand dagegen nach einer Behandlungsdauer von mindestens 4 Jahren keinen Unterschied des Frakturrisikos bei Typ-2-Diabetikern unter DPP-4 I im Vergleich zu anderen Antidiabetika [109].

Für die unterschiedlichen Ergebnisse der beiden großen Studien gibt es verschiedene Erklärungsansätze: In der Metaanalyse wurden Frakturen als „serious adverse events" angegeben, die tatsächliche Anzahl an Frakturereignissen in den Patientengruppen war möglicherweise höher. Die Metanalyse umfasste zudem einen relativ kurzen Beobachtungszeitraum, während in der Kohortenstudie Daten über mehrere Jahre erhoben wurden. Auf der anderen Seite ist die Kohortenstudie von Driessen et al., die auf Informationen über Medikamentenverordnungen basiert, anfälliger für eine Effektabschwächung durch Missklassifikation der Medikamentenexposition.

Die Ergebnisse von Driessen et al. wurden unter anderem durch Daten der SAVOR-TIMI-53-Studie, welche die Auswirkung von Saxagliptin auf kardiovaskuläre Endpunkte im Vergleich zu Placebo untersuchte, bestätigt. Über eine Beobachtungsdauer von 2,1 Jahren fand sich in beiden Gruppen die gleiche Frakturinzidenz (2,9 % Saxagliptin, 2,9 % Placebo) [119].

Die größte publizierte Metaanalyse von Mamza et al., die Daten aus 51 RCTs verglich und 722 Frakturereignisse analysierte, kam ebenfalls zu dem Ergebnis, dass sich keine Assoziation zwischen Frakturinzidenz und Behandlung mit DPP-4-Inhibitoren erkennen lässt [120]. Weitere Metaanalysen bestätigten einen neutralen Effekt von DPP-4-Inhibitoren auf das Frakturrisiko [120,121].

Zusammenfassend lässt aus den präklinischen wie klinischen Studien ein gutes Sicherheitsprofil der DPP-4-Inhibitoren und GLP-1 Rezeptoragonisten auf den Knochen erkennen. Die in präklinischen und tierexperimentellen Studien dokumentierten protektiven Effekte von Inkretinen auf den Knochen lassen sich jedoch klinisch nicht bestätigen. Es gibt zwar Hinweise auf eine knochenanabole Wirkung mit möglicherweise reduziertem Frakturrisiko bei Typ-2-Diabetikern, die überwiegende Anzahl von Studien konnte bis dato jedoch nur einen neutralen Effekt von GLP-1 RA wie DPP-4-Inhibitoren auf das Frakturrisiko feststellen.

Aus klinischer Sicht stellen Inkretine daher bei Diabetikern mit erhöhtem Sturz- und Frakturrisiko einen sinnvollen Therapieansatz dar, insbesondere auch aufgrund ihres geringen Hypoglykämierisikos [4,37].

4.5 SGLT2-Inhibitoren

SGLT2 (sodium glucose co-transporter 2)-Inhibitoren sind eine neue Klasse von oralen Antidiabetika, welche über Hemmung des natriumabhängigen Glukosetransportproteins am proximalen Tubulus die renale Glukosereabsorption beeinflussen. SGLT2 ist für 90 % der proximalen Glukosereabsorption verantwortlich und wirkt unabhängig von Insulin [122]. Eine Therapie mit SGLT2-Inhibitoren führt zur verstärkten Glukoseausscheidung über den Urin und damit verbunden Senkung des Blutzuckerspiegels. Aktuell sind drei SGLT2-Inhibitoren auf dem Markt: Canagliflozin, Dapagliflozin und Empagliflozin. Aufgrund des nachgewiesen kardio- und nephroprotektiven Effekts der SGLT2-Inhibitoren, ist davon auszugehen, dass diese Wirkstoffklasse bei Typ-2-Diabetikern in Zukunft immer breiter eingesetzt werden wird. Daher ist es wichtig, das Sicherheitsprofil der SGLT2-Inhibitoren hinsichtlich des Knochens genau zu beleuchten:

Eine direkte Wirkung der SGLT2-Inhibitoren auf den Knochen ist unwahrscheinlich, da SGLT2 weder im Knochen noch im Knochenmark exprimiert wird [123]. SGLT2-Inhibitoren können über einen Anstieg des Serumphosphatspiegels zu Veränderungen von Parathormon (PTH) und FGF23 (fibroblast growth factor) führen und so potenziell den Knochenstoffwechsel beeinflussen: Aufgrund der eingeschränkten Natriumreabsorption über SGLT2 entsteht am Tubulus ein elektrochemischer Gradient für Natrium, der dazu führt, dass über eine Kotransporter vermehrt Natrium und Phosphat reabsorbiert werden. Erhöhte Phosphatspiegel fördern die PTH-Sekretion in den Nebenschilddrüsen, stimulieren die osteoklastenvermittelte Knochenresorption und führen zu verstärkter FGF23-Sekretion aus Osteozyten [124]. Klinische Daten ergeben Hinweise, dass Behandlung mit Dapagliflozin zu erhöhten Phosphat-, Magnesium- und PTH-Spiegeln führt, wohingegen das Serumkalzium und der 25 OH Vitamin-D3-Spiegels nicht beeinflusst werden [125,126]. Ljunggren et al. jedoch fanden in einer placebokontrollierten Studie unter Dapagliflozin zwar erhöhte Phosphat und Magnesiumspiegel, es zeigten sich aber keine Unterschiede des PTH-Spiegels, der Knochen-Turnover-Marker oder des Knochenmineralgehalts [126].

Die Glukosurie und Natriurese unter SGLT2-Inhibition kann einen intravaskulären Volumenverlust mit Blutdruckabfall verursachen, was zu vermehrten Sturzereignissen und damit einhergehend Frakturen führen könnte.

Weiterhin wird angenommen, dass der unter SGLT2-Inhibitoren beobachtete moderate Gewichtsverlust die Knochenstärke negativ beeinflusst. Hinton et al. zeigten, dass Gewichtsverlust mit erhöhten Knochen-Turnover-Markern sowie Verschlechterung des Knochenmineralgehalts einhergeht [127]. Eine randomisiert kontrollierte Studie mit Canagliflozin zeigte bei Patienten in einem mittleren Alter von 63,6 Jahren über 104 Wochen eine Abnahme der Knochendichte an der Hüfte (–1,2 % [95 % CI – 1,9, –0,8]), aber nicht an anderen Messorten. Die Autoren sahen den erhöhten Knochen-Turnover im Zusammenhang mit dem bei den Studienteilnehmern beobachteten Gewichtsverlust und gingen nicht von einem Effekt der SGLT2-Inhibitoren auf den Knochenstoffwechsel aus [27,128].

4.5.1 Klinische Daten

Die Ergebnisse klinischer Studien hinsichtlich der Wirkung der SGLT2-Inhibitoren auf den Knochen waren zunächst uneinheitlich: Im Vergleich zu Plazebo führte eine Behandlung mit Dapagliflozin über 50 Wochen nicht zu signifikanten Veränderungen des Knochenmineralgehalts oder der Knochen-Turnover-Marker [126]. Diese Ergebnisse konnten Bolinder et al. in einer Folgestudie bestätigen [129]. In der EMPA-REG-OUTCOME-Studie fanden sich im Vergleich zu Placebo ebenfalls keine vermehrten Frakturereignisse unter dem SGLT2-Inhibitor Empagliflozin [130].

Von den drei verfügbaren SGLT2-Inhibitoren (Canagliflozin, Dapagliflozin und Empagliflozin) wurde allein Canagliflozin mit einem erhöhten Frakturrisiko in Verbindung gebracht: Die Daten der CANagliflozin cardioVascular Assessment Study (CANVAS) und CANVAS-Renal (CANVAS-R) Studien zeigten bei insgesamt 10.142 untersuchten Typ-2-Diabetikern mit kardiovaskulärem Risikoprofil ein erhöhtes Frakturrisiko. Bei separater Analyse der zwei Studiengruppen (CANVAS und CANVAS-R) persistierte das erhöhte Frakturrisiko einzig in der CANVAS-Studie, was aufgrund der identischen Ein- und Ausschlusskriterien der beiden Gruppen überraschend ist. Eine Metaanalyse von 9 RCTs mit Canagliflozin untersuchte nicht nur die als unerwünschte Ereignisse angegebenen Frakturen, sondern evaluierte alle dokumentierten Frakturereignisse (131): Es fand sich insgesamt unter Canagliflozin ein erhöhtes Risiko (1,32 [95 % CI 1,00, 1,74]) für Frakturen der oberen und unteren Extremitäten. Maßgeblich für dieses Ergebnis war wiederum die CANVAS -Studie. Bei den im Rahmen der Metaanalyse untersuchten non-CANVAS-Studien war die Inzidenz von Frakturen in der Canagliflozin und Placebogruppe vergleichbar [132]. CANVAS hatte im Vergleich zu CANVAS-R sowie zu den im Rahmen der Metaanalyse untersuchten 8 non-CANVAS Studien mit 18 % einen höheren Anteil asiatischer Studienteilnehmer (CANVAS-R 8 %, non CANVAS 16 %). Da gezeigt wurde, dass Asiaten mit Typ-2-Diabetes im Vergleich zu anderen Ethnien ein zweifach erhöhtes Frakturrisiko haben [133], ist dies ein möglicher Erklärungsansatz für die uneinheitlichen Frakturdaten insbesondere in CANVAS und CANVAS-R. Zudem wurde das in CANVAS erhöhte Frakturrisiko im Zusammenhang mit vermehrten Sturzereignissen bei einer im Vergleich zu den non-CANVAS Studien älteren Studienpopulation mit längerer Krankheitsdauer, schlechterer Diabeteseinstellung, Nierenfunktion und höherem BMI gesehen. Kohan et al. unterstützten mit ihren Daten die Hypothese einer sturzbedingt erhöhten Frakturinzidenz unter SGLT2-Inhibitoren [134].

Neuere Metaanalysen konnte den in CANVAS beobachteten negativen Einfluss von Canagliflozin auf das Frakturrisiko nicht bestätigen [133,135,136]. Kürzlich zeigte eine große Kohortenstudie mit primärem Frakturendpunkt keinen Unterschied im Frakturrisiko zwischen mit Canagliflozin und GLP-1 Rezeptoragonisten behandelten Patienten. Es wurden 79.964 Typ-2-Diabetiker unter Canagliflozin und ebenso viele Patienten unter GLP-1 Analoga in einem mittleren Alter von 55 Jahren eingeschlossen [137].

Zusammenfassend ist aufgrund der aktuellen Datenlage insgesamt nicht von einem inhärent erhöhten Frakturrisiko unter SGLT2-Inhibitoren auszugehen. Es gibt aber Hinweise, dass der Einfluss der SGLT2-Inhibitoren auf die Frakturinzidenz abhängig vom untersuchen Patientenkollektiv ist: Daher sollten insbesondere bei älteren, fragilen und sturzgefährdeten Patienten SGLT2-Inhibitoren mit Vorsicht eingesetzt werden [37].

Literatur

[1] Worldwide trends in diabetes since 1980: a pooled analysis of 751 population-based studies with 4.4 million participants. Lancet. 2016;387(10027):1513–30.

[2] Janghorbani M, van Dam RM, Willett WC, Hu FB. Systematic review of type 1 and type 2 diabetes mellitus and risk of fracture. Am J Epidemiol. 2007;166(5):495–505.

[3] Vestergaard P. Discrepancies in bone mineral density and fracture risk in patients with type 1 and type 2 diabetes—a meta-analysis. Osteoporos Int. 2007;18(4):427–44.

[4] Meier C, Schwartz AV, Egger A, Lecka-Czernik B. Effects of diabetes drugs on the skeleton. Bone. 2016;82:93–100.

[5] Zhou G, Myers R, Li Y, et al. Role of AMP-activated protein kinase in mechanism of metformin action. J Clin Invest. 2001;108(8):1167–74.

[6] Cortizo AM, Sedlinsky C, McCarthy AD, Blanco A, Schurman L. Osteogenic actions of the anti-diabetic drug metformin on osteoblasts in culture. Eur J Pharmacol. 2006;536(1–2):38–46.

[7] Kanazawa I, Yamaguchi T, Yano S, et al. Adiponectin and AMP kinase activator stimulate proliferation, differentiation, and mineralization of osteoblastic MC3T3-E1 cells. BMC Cell Biol. 2007;8:51.

[8] Jang WG, Kim EJ, Bae I-H, et al. Metformin induces osteoblast differentiation via orphan nuclear receptor SHP-mediated transactivation of Runx2. Bone. 2011;48(4):885–93.

[9] Molinuevo MS, Schurman L, McCarthy AD, et al. Effect of metformin on bone marrow progenitor cell differentiation: in vivo and in vitro studies. J Bone Miner Res. 2010;25(2):211–21.

[10] Chen SC, Brooks R, Houskeeper J, et al. Metformin suppresses adipogenesis through both AMP-activated protein kinase (AMPK)-dependent and AMPK-independent mechanisms. Mol Cell Endocrinol. 2017;440:57–68.

[11] Mai Q-G, Zhang Z-M, Xu S, et al. Metformin stimulates osteoprotegerin and reduces RANKL expression in osteoblasts and ovariectomized rats. J Cell Biochem. 2011;112(10):2902–9.

[12] Liu L, Zhang C, Hu Y, Peng B. Protective effect of metformin on periapical lesions in rats by decreasing the ratio of receptor activator of nuclear factor kappa B ligand/osteoprotegerin. J Endod. 2012;38(7):943–7.

[13] Zhen D, Chen Y, Tang X. Metformin reverses the deleterious effects of high glucose on osteoblast function. J Diabetes Complicat. 2010;24(5):334–44.

[14] Schurman L, McCarthy AD, Sedlinsky C, et al. Metformin reverts deleterious effects of advanced glycation end-products (AGEs) on osteoblastic cells. Exp Clin Endocrinol Diabetes. 2008;116 (6):333–40.

[15] Sedlinsky C, Molinuevo MS, Cortizo AM, et al. Metformin prevents anti-osteogenic in vivo and ex vivo effects of rosiglitazone in rats. Eur J Pharmacol. 2011;668(3):477–85.

[16] Gao Y, Li Y, Xue J, Jia Y, Hu J. Effect of the anti-diabetic drug metformin on bone mass in ovariectomized rats. Eur J Pharmacol. 2010;635(1–3):231–6.

[17] Jeyabalan J, Viollet B, Smitham P, et al. The anti-diabetic drug metformin does not affect bone mass in vivo or fracture healing. Osteoporos Int. 2013;24(10):2659–70.

[18] Monami M, Cresci B, Colombini A, et al. Bone fractures and hypoglycemic treatment in type 2 diabetic patients: a case-control study. Diabetes Care. 2008;31(2):199–203.

[19] Kanazawa I, Yamaguchi T, Yamamoto M, Sugimoto T. Relationship between treatments with insulin and oral hypoglycemic agents versus the presence of vertebral fractures in type 2 diabetes mellitus. J Bone Miner Metab. 2010;28(5):554–60.

[20] Tzoulaki I, Molokhia M, Curcin V, et al. Risk of cardiovascular disease and all cause mortality among patients with type 2 diabetes prescribed oral antidiabetes drugs: retrospective cohort study using UK general practice research database. BMJ. 2009;339:b4731.

[21] Napoli N, Strotmeyer ES, Ensrud KE, et al. Fracture risk in diabetic elderly men: the MrOS study. Diabetologia. 2014;57(10):2057–65.

[22] Bilik D, McEwen LN, Brown MB, et al. Thiazolidinediones and fractures: evidence from translating research into action for diabetes. J Clin Endocrinol Metab. 2010;95(10):4560–5.

[23] Vestergaard P, Rejnmark L, Mosekilde L. Diabetes and its complications and their relationship with risk of fractures in type 1 and 2 diabetes. Calcif Tissue Int. 2009;84(1):45–55.

[24] Melton LJ, Leibson CL, Achenbach SJ, Therneau TM, Khosla S. Fracture risk in type 2 diabetes: update of a population-based study. J Bone Miner Res. 2008;23(8):1334–42.

[25] Solomon DH, Cadarette SM, Choudhry NK, et al. A cohort study of thiazolidinediones and fractures in older adults with diabetes. J Clin Endocrinol Metab. 2009;94(8):2792–8.

[26] Zinman B, Haffner SM, Herman WH, et al. Effect of rosiglitazone, metformin, and glyburide on bone biomarkers in patients with type 2 diabetes. J Clin Endocrinol Metab. 2010;95(1):134–42.

[27] Chandran M. Diabetes Drug Effects on the Skeleton. Calcif Tissue Int. 2017;100(2):133–49.

[28] Colhoun HM, Livingstone SJ, Looker HC, et al. Hospitalised hip fracture risk with rosiglitazone and pioglitazone use compared with other glucose-lowering drugs. Diabetologia. 2012;55 (11):2929–37.

[29] Ma P, Gu B, Xiong W, et al. Glimepiride promotes osteogenic differentiation in rat osteoblasts via the PI3K/Akt/eNOS pathway in a high glucose microenvironment. PLoS ONE. 2014;9(11): e112243.

[30] Fronczek-Sokół J, Pytlik M. Effect of glimepiride on the skeletal system of ovariectomized and non-ovariectomized rats. Pharmacol Rep. 2014;66(3):412–7.

[31] Vestergaard P, Rejnmark L, Mosekilde L. Relative fracture risk in patients with diabetes mellitus, and the impact of insulin and oral antidiabetic medication on relative fracture risk. Diabetologia. 2005;48(7):1292–9.

[32] Dormuth CR, Carney G, Carleton B, Bassett K, Wright JM. Thiazolidinediones and fractures in men and women. Arch Intern Med. 2009;169(15):1395–402.

[33] Kahn SE, Haffner SM, Heise MA, et al. Glycemic durability of rosiglitazone, metformin, or glyburide monotherapy. N Engl J Med. 2006;355(23):2427–43.

[34] Habib ZA, Havstad SL, Wells K, et al. Thiazolidinedione use and the longitudinal risk of fractures in patients with type 2 diabetes mellitus. J Clin Endocrinol Metab. 2010;95(2):592–600.

[35] Kahn SE, Zinman B, Lachin JM, et al. Rosiglitazone-associated fractures in type 2 diabetes: an Analysis from A Diabetes Outcome Progression Trial (ADOPT). Diabetes Care. 2008;31(5):845–51.

[36] Intensive blood-glucose control with sulphonylureas or insulin compared with conventional treatment and risk of complications in patients with type 2 diabetes (UKPDS 33). UK Prospective Diabetes Study (UKPDS) Group. Lancet. 1998;352(9131):837–53.

[37] Traechslin C, Vavanikunnel J, Kraenzlin M, Meier C. Einfluss oraler Antidiabetika auf Knochenstoffwechsel und Frakturrisiko. Osteologie. 2018;27(01):29–37.

[38] Lapane KL, Yang S, Brown MJ, et al. Sulfonylureas and risk of falls and fractures: a systematic review. Drugs Aging. 2013;30(7):527–47.

[39] Majumdar SR, Josse RG, Lin M, Eurich DT. Does Sitagliptin Affect the Rate of Osteoporotic Fractures in Type 2 Diabetes? Population-Based Cohort Study. J Clin Endocrinol Metab. 2016;101(5):1963–9.

[40] Rajpathak SN, Fu C, Brodovicz KG, Engel SS, Lapane K. Sulfonylurea use and risk of hip fractures among elderly men and women with type 2 diabetes. Drugs Aging. 2015;32(4):321–7.

[41] Josse RG, Majumdar SR, Zheng Y, et al. Sitagliptin and risk of fractures in type 2 diabetes: Results from the TECOS trial. Diabetes Obes Metab. 2017;19(1):78–86.

[42] Lapane KL, Jesdale BM, Dubé CE, Pimentel CB, Rajpathak SN. Sulfonylureas and risk of falls and fractures among nursing home residents with type 2 diabetes mellitus. Diabetes Res Clin Pract. 2015;109(2):411–9.

[43] Gilbert MP, Marre M, Holst JJ, Garber A, Baeres FMM, Thomsen H et al. COMPARISON OF THE LONG-TERM EFFECTS OF LIRAGLUTIDE AND GLIMEPIRIDE MONOTHERAPY ON BONE MINERAL DENSITY IN PATIENTS WITH TYPE 2 DIABETES. Endocr Pract. 2016;22(4):406–11.

[44] Nissen SE, Wolski K. Effect of rosiglitazone on the risk of myocardial infarction and death from cardiovascular causes. N Engl J Med. 2007;356(24):2457–71.

[45] Home PD, Pocock SJ, Beck-Nielsen H, et al. Rosiglitazone evaluated for cardiovascular outcomes in oral agent combination therapy for type 2 diabetes (RECORD): a multicentre, randomised, open-label trial. Lancet. 2009;373(9681):2125–35.

[46] Lincoff AM, Wolski K, Nicholls SJ, Nissen SE. Pioglitazone and risk of cardiovascular events in patients with type 2 diabetes mellitus: a meta-analysis of randomized trials. JAMA. 2007;298(10):1180–8.

[47] Yki-Järvinen H. Thiazolidinediones. N Engl J Med. 2004;351(11):1106–18.

[48] Meier C, Kraenzlin ME, Bodmer M, et al. Use of thiazolidinediones and fracture risk. Arch Intern Med. 2008;168(8):820–5.

[49] Douglas IJ, Evans SJ, Pocock S, Smeeth L. The risk of fractures associated with thiazolidinediones: a self-controlled case-series study. PLoS Med. 2009;6(9):e1000154.

[50] Zhu Z-N, Jiang Y-F, Ding T. Risk of fracture with thiazolidinediones: an updated meta-analysis of randomized clinical trials. Bone. 2014;68:115–23.

[51] Viscoli CM, Inzucchi SE, Young LH, et al. Pioglitazone and Risk for Bone Fracture: Safety Data From a Randomized Clinical Trial. J Clin Endocrinol Metab. 2017;102(3):914–22.

[52] Seto-Young D, Avtanski D, Parikh G, et al. Rosiglitazone and pioglitazone inhibit estrogen synthesis in human granulosa cells by interfering with androgen binding to aromatase. Horm Metab Res. 2011;43(4):250–6.

[53] Billington EO, Grey A, Bolland MJ. The effect of thiazolidinediones on bone mineral density and bone turnover: systematic review and meta-analysis. Diabetologia. 2015;58(10):2238–46.

[54] Schwartz AV. Diabetes, bone and glucose-lowering agents: clinical outcomes. Diabetologia 2017;60(7):1170–9.

[55] Bilezikian JP, Josse RG, Eastell R, et al. Rosiglitazone decreases bone mineral density and increases bone turnover in postmenopausal women with type 2 diabetes mellitus. J Clin Endocrinol Metab. 2013;98(4):1519–28.

[56] Harsløf T, Wamberg L, Møller L, et al. Rosiglitazone decreases bone mass and bone marrow fat. J Clin Endocrinol Metab. 2011;96(5):1541–8.

[57] Gruntmanis U, Fordan S, Ghayee HK, et al. The peroxisome proliferator-activated receptor-gamma agonist rosiglitazone increases bone resorption in women with type 2 diabetes: a randomized, controlled trial. Calcif Tissue Int. 2010;86(5):343–9.

[58] Lecka-Czernik B. Bone loss in diabetes: use of antidiabetic thiazolidinediones and secondary osteoporosis. Curr Osteoporos Rep. 2010;8(4):178–84.

[59] Grey A. Skeletal consequences of thiazolidinedione therapy. Osteoporos Int. 2008;19(2):129–37.

[60] Berberoglu Z, Yazici AC, Demirag NG. Effects of rosiglitazone on bone mineral density and remodelling parameters in Postmenopausal diabetic women: a 2-year follow-up study. Clin Endocrinol (Oxf). 2010;73(3):305–12.

[61] van Lierop AH, Hamdy NAT, van der Meer RW, et al. Distinct effects of pioglitazone and metformin on circulating sclerostin and biochemical markers of bone turnover in men with type 2 diabetes mellitus. Eur J Endocrinol. 2012;166(4):711–6.

[62] Bone HG, Lindsay R, McClung MR, et al. Effects of pioglitazone on bone in postmenopausal women with impaired fasting glucose or impaired glucose tolerance: a randomized, double-blind, placebo-controlled study. J Clin Endocrinol Metab. 2013;98(12):4691–701.

[63] Grey A, Bolland M, Fenwick S, et al. The skeletal effects of pioglitazone in type 2 diabetes or impaired glucose tolerance: a randomized controlled trial. Eur J Endocrinol. 2014;170(2):255–62.

[64] Schwartz AV, Chen H, Ambrosius WT, et al. Effects of TZD Use and Discontinuation on Fracture Rates in ACCORD Bone Study. J Clin Endocrinol Metab. 2015;100(11):4059–66.

[65] Ahmadian M, Suh JM, Hah N, et al. PPARγ signaling and metabolism: the good, the bad and the future. Nat Med. 2013;19(5):557–66.

[66] Sun H, Kim JK, Mortensen R, et al. Osteoblast-targeted suppression of PPARγ increases osteogenesis through activation of mTOR signaling. Stem Cells. 2013;31(10):2183–92.

[67] Wan Y, Chong L-W, Evans RM. PPAR-gamma regulates osteoclastogenesis in mice. Nat Med. 2007;13(12):1496–503.

[68] Wei W, Wang X, Yang M, et al. PGC1beta mediates PPARgamma activation of osteoclastogenesis and rosiglitazone-induced bone loss. Cell Metab. 2010;11(6):503–16.

[69] Lecka-Czernik B. Diabetes, bone and glucose-lowering agents: basic biology. Diabetologia. 2017;60(7):1163–9.

[70] Lecka-Czernik B, Moerman EJ, Grant DF, et al. Divergent effects of selective peroxisome proliferator-activated receptor-gamma 2 ligands on adipocyte versus osteoblast differentiation. Endocrinology. 2002;143(6):2376–84.

[71] Shockley KR, Lazarenko OP, Czernik PJ, et al. PPARgamma2 nuclear receptor controls multiple regulatory pathways of osteoblast differentiation from marrow mesenchymal stem cells. J Cell Biochem. 2009;106(2):232–46.

[72] Lazarenko OP, Rzonca SO, Hogue WR, et al. Rosiglitazone induces decreases in bone mass and strength that are reminiscent of aged bone. Endocrinology. 2007;148(6):2669–80.

[73] Broulík PD, Sefc L, Haluzík M. Effect of PPAR-γ agonist rosiglitazone on bone mineral density and serum adipokines in C57BL/6 male mice. Folia Biol (Praha). 2011;57(4):133–8.

[74] Cock T-A, Back J, Elefteriou F, et al. Enhanced bone formation in lipodystrophic PPARgamma (hyp/hyp) mice relocates haematopoiesis to the spleen. EMBO Rep. 2004;5(10):1007–12.

[75] Akune T, Ohba S, Kamekura S, et al. PPARgamma insufficiency enhances osteogenesis through osteoblast formation from bone marrow progenitors. J Clin Invest. 2004;113(6):846–55.

[76] Cao J, Ou G, Yang N, et al. Impact of targeted PPARγ disruption on bone remodeling. Mol Cell Endocrinol. 2015;410:27–34.

[77] Rzonca SO, Suva LJ, Gaddy D, Montague DC, Lecka-Czernik B. Bone is a target for the antidiabetic compound rosiglitazone. Endocrinology. 2004;145(1):401–6.

[78] Sorocéanu MA, Miao D, Bai X-Y, et al. Rosiglitazone impacts negatively on bone by promoting osteoblast/osteocyte apoptosis. J Endocrinol. 2004;183(1):203–16.

[79] Ali AA, Weinstein RS, Stewart SA, et al. Rosiglitazone causes bone loss in mice by suppressing osteoblast differentiation and bone formation. Endocrinology. 2005;146(3):1226–35.

[80] Stechschulte LA, Czernik PJ, Rotter ZC, et al. PPARG Post-translational Modifications Regulate Bone Formation and Bone Resorption. EBioMedicine. 2016;10:174–84.

[81] Mieczkowska A, Baslé MF, Chappard D, Mabilleau G. Thiazolidinediones induce osteocyte apoptosis by a G protein-coupled receptor 40-dependent mechanism. J Biol Chem. 2012;287 (28):23517–26.

[82] Sottile V, Seuwen K, Kneissel M. Enhanced marrow adipogenesis and bone resorption in estrogen-deprived rats treated with the PPARgamma agonist BRL49653 (rosiglitazone). Calcif Tissue Int. 2004;75(4):329–37.

[83] Lecka-Czernik B, Ackert-Bicknell C, Adamo ML, et al. Activation of peroxisome proliferator-activated receptor gamma (PPARgamma) by rosiglitazone suppresses components of the insulin-like growth factor regulatory system in vitro and in vivo. Endocrinology. 2007;148(2):903–11.

[84] Moerman EJ, Teng K, Lipschitz DA, Lecka-Czernik B. Aging activates adipogenic and suppresses osteogenic programs in mesenchymal marrow stroma/stem cells: the role of PPAR-gamma2 transcription factor and TGF-beta/BMP signaling pathways. Aging Cell. 2004;3(6):379–89.

[85] Campbell JE, Drucker DJ. Pharmacology, physiology, and mechanisms of incretin hormone action. Cell Metab. 2013;17(6):819–37.

[86] Aroda VR. A review of GLP-1 receptor agonists: Evolution and advancement, through the lens of randomised controlled trials. Diabetes Obes Metab. 2018;20 Suppl 1:22–33.

[87] Baggio LL, Drucker DJ. Biology of incretins: GLP-1 and GIP. Gastroenterology. 2007;132(6):2131–57.

[88] Janssen P, Rotondo A, Mulé F, Tack J. Review article: a comparison of glucagon-like peptides 1 and 2. Aliment Pharmacol Ther. 2013;37(1):18–36.

[89] Drucker DJ, Yusta B. Physiology and pharmacology of the enteroendocrine hormone glucagon-like peptide-2. Annu Rev Physiol. 2014;76:561–83.

[90] Deacon CF. Circulation and degradation of GIP and GLP-1. Horm Metab Res. 2004;36(11–12):761–5.

[91] Inzucchi SE, Bergenstal RM, Buse JB, et al. Management of hyperglycemia in type 2 diabetes, 2015: a patient-centered approach: update to a position statement of the American Diabetes Association and the European Association for the Study of Diabetes. Diabetes Care. 2015;38 (1):140–9.

[92] Bloomgarden Z. The kidney and cardiovascular outcome trials. J Diabetes. 2018;10(2):88–9.

[93] Bollag RJ, Zhong Q, Phillips P, et al. Osteoblast-derived cells express functional glucose-dependent insulinotropic peptide receptors. Endocrinology. 2000;141(3):1228–35.

[94] Pacheco-Pantoja EL, Ranganath LR, Gallagher JA, Wilson PJM, Fraser WD. Receptors and effects of gut hormones in three osteoblastic cell lines. BMC Physiol. 2011;11:12.

[95] Kim J-Y, Lee S-K, Jo K-J, et al. Exendin-4 increases bone mineral density in type 2 diabetic OLETF rats potentially through the down-regulation of SOST/sclerostin in osteocytes. Life Sci. 2013;92 (10):533–40.

[96] Henriksen DB, Alexandersen P, Hartmann B, et al. Disassociation of bone resorption and formation by GLP-2: a 14-day study in healthy postmenopausal women. Bone. 2007;40(3):723–9.

[97] Xie D, Zhong Q, Ding K-H, et al. Glucose-dependent insulinotropic peptide-overexpressing transgenic mice have increased bone mass. Bone. 2007;40(5):1352–60.

[98] Zhong Q, Itokawa T, Sridhar S, et al. Effects of glucose-dependent insulinotropic peptide on osteoclast function. Am J Physiol Endocrinol Metab. 2007;292(2):E543-8.

[99] Yamada C, Yamada Y, Tsukiyama K, et al. The murine glucagon-like peptide-1 receptor is essential for control of bone resorption. Endocrinology. 2008;149(2):574–9.

[100] Walsh JS, Henriksen DB. Feeding and bone. Arch Biochem Biophys. 2010;503(1):11–9.

[101] Ma X, Meng J, Jia M, et al. Exendin-4, a glucagon-like peptide-1 receptor agonist, prevents osteopenia by promoting bone formation and suppressing bone resorption in aged ovariectomized rats. J Bone Miner Res. 2013;28(7):1641–52.

[102] Nuche-Berenguer B, Portal-Núñez S, Moreno P, et al. Presence of a functional receptor for GLP-1 in osteoblastic cells, independent of the cAMP-linked GLP-1 receptor. J Cell Physiol. 2010;225 (2):585–92.

[103] Nuche-Berenguer B, Lozano D, Gutiérrez-Rojas I, et al. GLP-1 and exendin-4 can reverse hyperlipidic-related osteopenia. J Endocrinol. 2011;209(2):203–10.

[104] Pereira M, Jeyabalan J, Jørgensen CS, et al. Chronic administration of Glucagon-like peptide-1 receptor agonists improves trabecular bone mass and architecture in ovariectomised mice. Bone. 2015;81:459–67.

[105] Li R, Xu W, Luo S, et al. Effect of exenatide, insulin and pioglitazone on bone metabolism in patients with newly diagnosed type 2 diabetes. Acta Diabetol. 2015;52(6):1083–91.

[106] Bunck MC, Eliasson B, Cornér A, et al. Exenatide treatment did not affect bone mineral density despite body weight reduction in patients with type 2 diabetes. Diabetes Obes Metab. 2011;13 (4):374–7.

[107] Henriksen DB, Alexandersen P, Hartmann B, et al. Four-month treatment with GLP-2 significantly increases hip BMD: a randomized, placebo-controlled, dose-ranging study in postmenopausal women with low BMD. Bone. 2009;45(5):833–42.

[108] Henriksen DB, Alexandersen P, Byrjalsen I, et al. Reduction of nocturnal rise in bone resorption by subcutaneous GLP-2. Bone. 2004;34(1):140–7.

[109] Driessen JHM, Vries F de, van Onzenoort H, et al. The use of incretins and fractures – a meta-analysis on population-based real life data. Br J Clin Pharmacol. 2017;83(4):923–6.

[110] Su B, Sheng H, Zhang M, et al. Risk of bone fractures associated with glucagon-like peptide-1 receptor agonists' treatment: a meta-analysis of randomized controlled trials. Endocrine. 2015;48(1):107–15.

[111] Mabilleau G, Mieczkowska A, Chappard D. Use of glucagon-like peptide-1 receptor agonists and bone fractures: a meta-analysis of randomized clinical trials. J Diabetes. 2014;6(3):260–6.

[112] Zhang YS, Weng WY, Xie BC, et al. Glucagon-like peptide-1 receptor agonists and fracture risk: a network meta-analysis of randomized clinical trials. Osteoporos Int. 2018;29(12):2639–44.

[113] Sbaraglini ML, Molinuevo MS, Sedlinsky C, Schurman L, McCarthy AD. Saxagliptin affects long-bone microarchitecture and decreases the osteogenic potential of bone marrow stromal cells. Eur J Pharmacol. 2014;727:8–14.

[114] Gallagher EJ, Sun H, Kornhauser C, et al. The effect of dipeptidyl peptidase-IV inhibition on bone in a mouse model of type 2 diabetes. Diabetes Metab Res Rev. 2014;30(3):191–200.

[115] Glorie L, Behets GJ, Baerts L, et al. DPP IV inhibitor treatment attenuates bone loss and impro-ves mechanical bone strength in male diabetic rats. Am J Physiol Endocrinol Metab. 2014;307 (5):E447-55.

[116] Kyle KA, Willett TL, Baggio LL, Drucker DJ, Grynpas MD. Differential effects of PPAR-{gamma} activation versus chemical or genetic reduction of DPP-4 activity on bone quality in mice. Endo-crinology. 2011;152(2):457–67.

[117] Bunck MC, Poelma M, Eekhoff EM, et al. Effects of vildagliptin on postprandial markers of bone resorption and calcium homeostasis in recently diagnosed, well-controlled type 2 diabetes pa-tients. J Diabetes. 2012;4(2):181–5.

[118] Monami M, Dicembrini I, Antenore A, Mannucci E. Dipeptidyl peptidase-4 inhibitors and bone fractures: a meta-analysis of randomized clinical trials. Diabetes Care. 2011;34(11):2474–6.

[119] Mosenzon O, Wei C, Davidson J, et al. Incidence of Fractures in Patients With Type 2 Diabetes in the SAVOR-TIMI 53 Trial. Diabetes Care. 2015;38(11):2142–50.

[120] Mamza J, Marlin C, Wang C, Chokkalingam K, Idris I. DPP-4 inhibitor therapy and bone fractures in people with Type 2 diabetes – A systematic review and meta-analysis. Diabetes Res Clin Pract. 2016;116:288–98.

[121] Fu J, Zhu J, Hao Y, Guo C, Zhou Z. Dipeptidyl peptidase-4 inhibitors and fracture risk: an updated meta-analysis of randomized clinical trials. Sci Rep. 2016;6:29104.

[122] Chao EC, Henry RR. SGLT2 inhibition–a novel strategy for diabetes treatment. Nat Rev Drug Dis-cov. 2010;9(7):551–9.

[123] Harada N, Inagaki N. Role of sodium-glucose transporters in glucose uptake of the intestine and kidney. J Diabetes Investig. 2012;3(4):352–3.

[124] Taylor SI, Blau JE, Rother KI. Possible adverse effects of SGLT2 inhibitors on bone. Lancet Dia-betes Endocrinol. 2015;3(1):8–10.

[125] Nauck MA, Del Prato S, Meier JJ, et al. Dapagliflozin versus glipizide as add-on therapy in pa-tients with type 2 diabetes who have inadequate glycemic control with metformin: a randomized, 52-week, double-blind, active-controlled noninferiority trial. Diabetes Care. 2011;34(9):2015–22.

[126] Ljunggren Ö, Bolinder J, Johansson L, et al. Dapagliflozin has no effect on markers of bone for-mation and resorption or bone mineral density in patients with inadequately controlled type 2 diabetes mellitus on metformin. Diabetes Obes Metab. 2012;14(11):990–9.

[127] Hinton PS, Rector RS, Linden MA, et al. Weight-loss-associated changes in bone mineral density and bone turnover after partial weight regain with or without aerobic exercise in obese women. Eur J Clin Nutr. 2012;66(5):606–12.

[128] Bilezikian JP, Watts NB, Usiskin K, et al. Evaluation of Bone Mineral Density and Bone Biomar-kers in Patients With Type 2 Diabetes Treated With Canagliflozin. J Clin Endocrinol Metab. 2016;101(1):44–51.

[129] Bolinder J, Ljunggren Ö, Johansson L, et al. Dapagliflozin maintains glycaemic control while re-ducing weight and body fat mass over 2 years in patients with type 2 diabetes mellitus inade-quately controlled on metformin. Diabetes Obes Metab. 2014;16(2):159–69.

[130] Zinman B, Wanner C, Lachin JM, et al. Empagliflozin, Cardiovascular Outcomes, and Mortality in Type 2 Diabetes. N Engl J Med. 2015;373(22):2117–28.

[131] Watts NB, Bilezikian JP, Usiskin K, et al. Effects of Canagliflozin on Fracture Risk in Patients With Type 2 Diabetes Mellitus. J Clin Endocrinol Metab. 2016;101(1):157–66.

[132] Neal B, Perkovic V, Mahaffey KW, et al. Canagliflozin and Cardiovascular and Renal Events in Type 2 Diabetes. N Engl J Med. 2017;377(7):644–57.

[133] Tang HL, Li DD, Zhang JJ, et al. Lack of evidence for a harmful effect of sodium-glucose co-trans-porter 2 (SGLT2) inhibitors on fracture risk among type 2 diabetes patients: a network and cu-mulative meta-analysis of randomized controlled trials. Diabetes Obes Metab. 2016;18 (12):1199–206.

[134] Kohan DE, Fioretto P, Tang W, List JF. Long-term study of patients with type 2 diabetes and moderate renal impairment shows that dapagliflozin reduces weight and blood pressure but does
not improve glycemic control. Kidney Int. 2014;85(4):962–71.

[135] Azharuddin M, Adil M, Ghosh P, Sharma M. Sodium-glucose cotransporter 2 inhibitors and
fracture risk in patients with type 2 diabetes mellitus: A systematic literature review and Bayesi-
an network meta-analysis of randomized controlled trials. Diabetes Res Clin Pract.
2018;146:180–90.

[136] Ruanpeng D, Ungprasert P, Sangtian J, Harindhanavudhi T. Sodium-glucose cotransporter 2
(SGLT2) inhibitors and fracture risk in patients with type 2 diabetes mellitus: A meta-analysis.
Diabetes Metab Res Rev. 2017;33(6).

[137] Fralick M, Kim SC, Schneeweiss S, et al. Fracture Risk After Initiation of Use of Canagliflozin: A
Cohort Study. Ann Intern Med. 2019;170(3):155–163. doi:10.7326/M18-0567.

[138] Glintborg D, et al. Association of pioglitazone treatment with decreased bone mineral density in
obese premenopausal patients with polycystic ovary syndrome: A randomized, placebo-
controlled trial. The Journal of Clinical Endocrinology & Metabolism 200;93:1696–1701.

[139] Berberoglu Z, Yazici AC, Demirag NG. Effects of rosiglitazone on bone mineral density and remodelling parameters in Postmenopausal diabetic women: a 2-year follow-up study. Clinical endocrinology 2010;73(3):305–12.

[140] Borges JLC, Bilezikian JP, Jones-Leone AR, et al. A randomized, parallel group, double-blind,
multicentre study comparing the efficacy and safety of Avandamet (rosiglitazone/metformin)
and metformin on long-term glycaemic control and bone mineral density after 80 weeks of treatment in drug-naïve type 2 diabetes mellitus patients. In: Diabetes, obesity & metabolism
2011;13(11):1036–1046.

5 Osteoporose-Diagnostik bei Diabetes mellitus

Walter J. Fassbender, Birgit Willmann

Diabetes mellitus und Osteoporose sind Volkskrankheiten geworden. In Deutschland leiden circa 6 Millionen Menschen an Osteoporose und die Zahl der Neuerkrankungen pro Jahr liegt ungefähr bei einer Million. An Diabetes mellitus sind ungefähr 8 Millionen Menschen bundesweit erkrankt, 600.000 Neuerkrankte kommen pro Jahr im Schnitt hinzu.

Die zunehmende Inzidenz beider Krankheiten zeichnet sich in den letzten Jahren jedoch nicht nur für die Bevölkerung Deutschlands, sondern für die von Industriestaaten allgemein ab. Mit zunehmendem Lebensalter (etwa ab der Lebensmitte) steigt das Risiko an Diabetes mellitus oder Osteoporose zu erkranken, signifikant an [1,2] und es fällt zudem auf, dass die Zahl der Patienten mit einer gemischten Störung des Glukose- und Knochenstoffwechsels zunimmt. Vor diesem Hintergrund und in Anbetracht der bekannten Tatsache, dass Diabetes mellitus einen negativen Einfluss auf die Knochengesundheit hat, stellt sich die Frage nach einem Zusammenhang beider Krankheiten.

5.1 Labordiagnostik

Für die Diagnostik der Osteoporose werden verschiedene laborchemische Parameter betrachtet, die einerseits aus dem internistischen Basislabor und andererseits spezifischen Knochenmarkern bestehen. Wesentlicher Aspekt der Beurteilung des Knochenstoffwechsels ist hierbei die Unterteilung der Parameter nach ihrer Funktion in den entsprechenden Knochenkompartimenten. Unter der Fragestellung eines möglichen Zusammenhangs von Diabetes mellitus und Osteoporose werden nachfolgend die allgemeinen Laborparameter der Osteoporose-Diagnostik benannt und erklärt und die für eine Interrelation mit einem Diabetes mellitus bedeutsamen Variablen jeweils vertiefend dargestellt.

5.2 Basislabor

Im Basislabor erfolgt die Bestimmung von Calcium, Phosphat, alkalischer Phosphatase, Gesamtprotein, Albumin, Kreatinin, Elektrolyten, der Proteinelektrophorese und zusätzlich des 25-OH-Vitamin D-Spiegel. Die Calcium- und Phosphatwerte geben hier entsprechend Aufschluss über die calciumreiche Mineralsubstanz des Knochens.

https://doi.org/10.1515/9783110575774-005

5.3 Vitamin D

Im Gegensatz zu allen anderen Vitaminen, die dem menschlichen Körper nur durch Nahrungsaufnahme zur Verfügung stehen, kann Vitamin D unter Einwirkung von ultraviolettem Licht aus seiner Vorstufe (7- Dehydrocholesterol) in der Haut, dann weiter als Speicherform in der Leber (25-Hydroxyvitamin D) und letztlich in der Niere (1,25-Dihydroxyvitamin D) zum aktiven Vitamin D-Metaboliten synthetisiert werden. Der Normwert für die Speicherform des Vitamin D, das 25 (OH)-VitD, liegt bei 20–60 ng/ml. Seine Bestimmung spiegelt einen Vitamin D-Mangel am besten wider. Das biologisch aktive 1,25 (OH)2-VitD3 ist physiologisch eine Funktion der renalen Aktivität der 1α-Hydroxylase mit einem Referenzbereich von 18–67 pg/ml.

Wenngleich die zentrale Bedeutung von Vitamin D für die Entstehung stoffwechselbedingter Knochenerkrankungen, wie beispielsweise der Osteomalazie oder der Osteoporose, ein wichtiger Aspekt ist, steigt aufgrund einer stetig ansteigenden Zahl von Menschen mit einem Vitamin D-Mangel seit einiger Zeit auch das wissenschaftliche Interesse an den pleiotropen Effekten des Vitamin D (Wirkungen auf das kardiovaskuläre System, Kanzerogenese, Inflammationsprozesse, Infektionen, Muskelfunktionen, Diabetes mellitus) (Abb. 5.1).

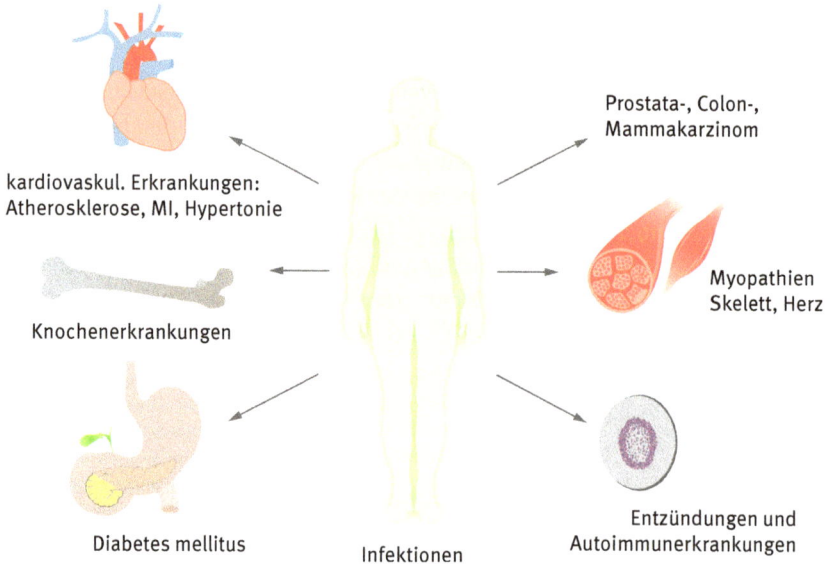

kardiovaskul. Erkrankungen: Atherosklerose, MI, Hypertonie

Knochenerkrankungen

Diabetes mellitus

Infektionen

Prostata-, Colon-, Mammakarzinom

Myopathien Skelett, Herz

Entzündungen und Autoimmunerkrankungen

Abb. 5.1: Pleiotrope Effekte des Vitamin D.

Klinische Bedeutung

Allgemein:

– Im Zusammenspiel mit Parathormon (PTH) und Phosphat ist es entscheidend an der Calciumhomöostase und der Mineralisation des Knochens beteiligt.
– Vitamin D steigert die enterale Kalziumabsorption und die Kalziumrückresorption in der Niere.
– Es fördert die Differenzierung von Knochenzellen mit Ausreifung der Osteoblasten, stimuliert die Kollagensynthese und in hohen Konzentrationen auch die Vermehrung der Osteoklasten.
– Die Bestimmung dient der Demaskierung von Metabolisierungsstörungen oder als Differenzialdiagnose unklarer Hyperkalzämien.

Pleiotrope Effekte u. a.:

– Vitamin D hat antiinflammatorische und immunmodulatorische Wirkung.
– Es nimmt Einfluss auf die Pathogenese und den Verlauf eines T1DM, da es bei Vorliegen von genetisch bedingten Vitamin D-Polymorphismen zu einem veränderten Risiko für einen T1DM kommt, und bei Patienten mit bestehendem T1DM mit hoher Prävalenz erniedrigte Vitamin D-Spiegel festgestellt werden.
– Ein Vitamin D-Mangel in den ersten Lebensjahren beeinflusst das Risiko einen T1DM zu entwickeln deutlich, insbesondere bei Kindern mit prädisponierenden Faktoren, wie einem genetisch erhöhten Risiko für diese Autoimmunerkrankung.
– Die in den letzten Jahren angestiegene Inzidenz bei Kindern, die an einem T1DM erkranken [3,4], mag auf Umweltfaktoren und Lebensstil zurückzuführen sein [5], muss aber bei einer zunehmenden Inzidenz eines Vitamin D-Mangels bei Menschen aller Altersgruppen auch vor diesem Hintergrund betrachtet werden [6,7].

Hinsichtlich der pathogenetischen Bedeutung des Vitamin D wird auch auf Kapitel 3 verwiesen.

5.4 Knochenumbauparameter

In der erweiterten Labordiagnostik rücken die biochemischen Parameter zur Messung anaboler und kataboler Stoffwechselvorgänge am Knochen in den Focus. Unterscheiden werden hier Marker der Resorption und Formation (Tab 5.1).

Tab. 5.1: Übersicht über aktuelle Knochenumbauparameter.

Marker	Art des Markers	Probenmaterial	Durchführung
AP, BAP[1]	Formationsmarker	Serum	automatisiert/manuell
P1NP[2]	Formationsmarker	Serum	automatisiert
P1CP[3]	Formationsmarker	Serum	ELISA, RIA
Osteocalcin	Formationsmarker/ Umbaumarker	Serum	automatisiert/manuell
Telopetide CTx, NTx	Resorptionsmarker	Serum/Urin	automatisiert/manuell
TRAcP-5b[4]	Resorptionsmarker	Serum	automatisiert
PYD[5], DPD[6]	Resorptionsmarker	Serum/Urin	HPLC, ELISA
ICTP[7]	Resorptionsmarker	Serum	RIA

1) Bone Alkaline Phosphatase 2) N-terminales Kollagen 1 Propeptid 3) C-terminales Propeptid von Prokollagen Typ I 4) Tartrate-resistant acid phosphatase type 5b 5) Pyridinolin 6) Desoxypyridinolin 7) Pyridinolin-vernetztes C-terminales Telopeptid von Kollagen Typ I

5.4.1 Marker des Knochen-Abbaus

Für die aus Kollagen bestehende, organische Matrix des Knochens sind es die Produkte, die beim Knochenumbau freigesetzt werden (z. B. Hydroxyprolin, Crosslinks, Telopeptide).

Hydroxypyridinium-Derivate

Desoxypyridinolin und *Pyridinolin* werden als Crosslinks während der „Kollagenreifung" gebildet und sind für die Stabilität des extrazellulären Kollagens verantwortlich. Beim osteoklastären Knochenabbau werden die Kollagene aufgespalten, die Crosslinks gelangen in die Zirkulation und werden renal eliminiert. Beide Hydroxypyridinium-Komponenten zeigen damit eine hohe Spezifität für skelettale Gewebe. Sie sind Marker einer erhöhten Knochenresorption (z. B. M. Paget, Knochenfiliae, Osteoporose mit high-turnover), gelten aber seit der Bestimmung der β-CrossLaps als Reserveparameter.

Typ-I-Kollagen-Telopeptide

β-CrossLaps (CTX) sind Abbauprodukte des Typ-I-Kollagens und werden infolge der Osteoklastenaktivität beim Knochenabbau freigesetzt.

Klinische Bedeutung

–   β-CrossLaps machen den Kollagenabbau aus reifem Knochen messbar.
–   Sie werden zum Nachweis einer erhöhten Knochenresorption (wie z. B. bei M. Paget, multiplem Myelom) und zur Therapie- und Verlaufskontrolle antiresorptiver Therapien bestimmt.
–   Es besteht eine Verbindung mit der Pathogenese einer gestörten Glukosetoleranz [8], da die Knochenresorption eine notwendige Voraussetzung für die Decarboxylierung des Osteocalcin und damit Überführung in seine hormonell aktive Form [9] mit allen seinen im Nachfolgenden beschriebenen Effekten ist.

Serum CTX-Werte zeigen eine positive Korrelation mit dem Alter und dem systolischen Blutdruck und eine umgekehrte Abhängigkeit mit dem BMI, dem HOMA-Index, HDL, Triglyceriden, unter Hormon-Ersatztherapie sowie bei Calciumgabe [10].

NTX (N-Terminales Telopeptid des Typ-I-Kollagens)

Typ-I-Kollagen-Telopeptide können auch im Urin nachgewiesen werden. NTX (N-Terminales Telopeptid des Typ-I-Kollagens) wird von Osteoklasten gebildet und ist aufgrund seiner besonderen Aminosäurensequenz der quervernetzten alpha-2(I) N-Telopeptide ein knochenspezifischer Parameter. Die Testung von NTX im Urin wird mittels ELISA durchgeführt. Verwendet wird der zweite Morgenurin oder 24h-Sammelurin und die Patienten sollten dazu nüchtern sein.

Klinische Bedeutung

–   Sein Nachweis im Urin spiegelt unmittelbar den qualitativen und quantitativen Knochenumbau wider.
–   Hohe NTX-Konzentrationen im Urin zeigen also eine hohe Knochenresorptionsrate an.
–   Die Bestimmung von NTX im Urin dient der Überwachung antiresorptiver Effekte
    –   bei Osteoporose-Therapien,
    –   bei M. Paget und
    –   zur Überwachung und Früherkennung von Knochenmetastasen.
–   Auch Therapieerfolge lassen sich über die Messung von NTX bereits drei Monate nach Therapiebeginn bewerten.

5.4.2 Marker des Knochen-Aufbaus

Für die zellulären Kompartimente des Knochens (Osteozyten und Osteoblasten) werden die spezifischen biochemischen Knochenanbauparameter in der Folge dargestellt (BAP, Typ-I-Prokollagene, Osteocalcin).

Knochen-Alkalische Phosphatase (BAP)

Die BAP weist als reines Osteoblastenprodukt eine hohe Knochenspezifität auf. Die Referenzwerte bei Frauen liegen prämenopausal bei 11,6–29,6 U/l und postmenopausal zwischen 14,2–42,7 U/l. Für Männer gilt der Referenzbereich von 15–41,3 U/l. Die Bestimmung erfolgt bei begründetem V. a. metabolische Osteopathien und wenn die pathologisch erhöhte Gesamt-AP wegen begleitender hepatobiliärer Erkrankung nicht sicher zugeordnet werden kann. Außerdem dient sie dem Monitoring osteoanaboler Therapien mit beispielsweise PTH oder PTH 1–34 (früher auch Strontiumranelat).

Typ-I-Prokollagene (PICP/PINP)

Typ-I-Prokollagene werden von Osteoblasten im Knochen gebildet und sind als Vorläufermoleküle durch endständige Extensionspeptide, sog. Prokollagen-Propeptide, charakterisiert. Diese werden nach Sekretion des Prokollagen vom aminoterminalen Ende (NP) und vom carboxyterminalen Ende (CP) abgespalten und in die Zirkulation freigesetzt. Beide Peptide werden in äquimolaren Mengen bei der Knochenformation gebildet und sind im Serum stabil.

PICP ist das *carboxyterminale Propeptid des Typ-I-Prokollagen* und der am häufigsten vorkommende Kollagen-Typ des Knochens. Er macht ca. 90 % seines gesamten Proteingehalts aus und dient als indirekter Marker der Osteoblastentätigkeit mit einem Referenzbereich von 50–200 ng/ml. Der klinische Einsatz ist nicht eindeutig definiert, verwendet wird es zur Therapiekontrolle der Osteoporose (z. B. unter einer antiresorptiven Therapie) und bei nicht-osteologischen Fragestellungen.

PINP, das *n-terminale Propeptid des Typ-I-Prokollagen*, findet breitere Anwendung in der Routine-Labordiagnostik, weil es gut reproduzierbar und stabil ist und international standardisiert wurde. Obwohl PINP, wie andere Biomarker des Knochenstoffwechsels auch, unter antiresorptiver Therapie reduziert werden, stellt man für PINP einen Anstieg der Werte unter osteoanaboler Therapie fest. PINP ist damit ein Formationsmarker für den Knochenstoffwechsel und kann neben der Diagnostik eines erhöhten Knochenstoffwechsels auch für die Dokumentation des Erfolgs osteoanaboler Therapien (beispielsweise einer Teriparatid-Therapie) verwendet werden.

Die Verwendung von Formationsmarkern des Knochenstoffwechsels wie PINP lässt gute Rückschlüsse auf osteoanabole Vorgänge der Kollagenmatrix zu und ist daher für die Diagnostik eines erhöhten Knochenstoffwechsels und als Monitoring von osteoanabolen Therapien geeignet. Standardisierung, Stabilität und einfache Testung tragen zur weiteren Verbreitung dieser Analysen bei.

Osteocalcin (OC)

Osteocalcin wird im Knochen durch Osteoblasten (und im Zahn durch Odontoblasten) synthetisiert. Die Bildung von Osteocalcin wird durch Calcitriol reguliert. In Anwesenheit von Vitamin K wird das uncarboxylierte Osteocalcin durch γ-Carboxylierung in seine aktive Form überführt. Der Referenzbereich liegt bei 2–15 µg/ml.

Herausforderungen bei der Laborbestimmung:

– OC hat eine deutliche zirkadiane Rhythmik; die Entnahmezeitpunkte müssen eingehalten und entsprechend dokumentiert werden.
– Als Peptid unterliegt es bereits in der Zirkulation, aber noch wesentlich stärker nach der Blutentnahme einem raschen enzymatischen Abbau. Jede Serumprobe enthält also gleichzeitig intaktes Osteocalcin und eine Reihe von Fragmenten.
– Die Messung von Osteocalcin und uncarboxyliertem Osteocalcin ist auch schwierig, weil sich die verschiedenen Assays nicht nur durch ihre unterschiedlichen Techniken (RIA, IRMA, Lumineszenzassay, ELISA) unterscheiden, sondern v. a. durch die eingesetzten Antikörper.
– Spezifität und Sensitivität verändern sich dadurch oft grundlegend. Während die meisten Antikörper neben dem intakten OC-Molekül auch niedermolekulare OC-Fragmente erkennen, reagieren andere Antikörper ausschließlich mit dem intakten oder dem bioaktiven Osteocalcin.

Aufgrund dieser präanalytischen Kautelen wird in klinischen Untersuchungen überwiegend das intakte Osteocalcin bestimmt.

Klinische Bedeutung:

– Beim gesunden Erwachsenen besteht eine Alters- und Geschlechtsabhängigkeit der Osteocalcin-Werte im Serum, bei Kindern eine positive Korrelation mit der Wachstumsgeschwindigkeit.
– Bei metabolischen Knochenerkrankungen wie dem pHPT und sHPT, aber auch sekundären Osteopathien wie z. B. osteoblastischen oder gemischt osteoklastisch-osteoblastischen Knochenmetastasen mit pathologisch gesteigertem Knochenstoffwechsel, werden oft hochnormale bis erhöhte OC-Werte im Serum gemessen.
– Im Rahmen der Osteoporosediagnostik ist die Wertigkeit der OC-Bestimmung noch nicht abschließend geklärt, da nur etwa 30 % der Patienten mit primärer Osteoporose einen beschleunigten Knochenstoffwechsel (sog. high turnover) zeigen, wobei hier in der Regel hochnormale bis erhöhte OC-Spiegel gemessen werden. Bei Patienten mit niedrigem Knochenumsatz (sog. low turnover) finden sich normale bis höchstens leicht erniedrigte OC-Werte. Insbesondere bei älteren Patienten scheint der Nachweis des uncarboxylierten OC mit einem erhöhten Frakturrisiko assoziiert.

Osteocalcin ist aber nicht nur ein hochspezifischer Marker zur Beurteilung des Knochenumsatzes, es hat auch die Wirkung eines stoffwechselaktiven Hormons. In seinen unterschiedlichen carboxylierten Formen kann es sowohl im Knochen an Hydroxylapatit und Calcium binden als auch die β-Zellen des Pankreas stimulieren, die Insulinsekretion fördern und die Sensibilität der Insulin-Rezeptoren im Skelettmuskel und den Fettzellen verbessern [9,11,12].

Während Osteocalcin positiv mit dem Alter, systolischen Blutdruckwerten, LDL-Werten und dem Auftreten koronarer Herzerkrankungen und Herzinsuffizienz korreliert, findet sich eine umgekehrte Verhältnismäßigkeit der Serum-Osteocalcin-Werte für den BMI, den HOMA-Index, HDL und Triglyceride sowie CRP, eGFR und bei Hormonersatztherapie.

5.5 Ausblick Laborbestimmungen

Ein weiterer wichtiger Aspekt bei der Frage nach dem Zusammenspiel von Diabetes mellitus und Osteoporose, ist die Betrachtung der altersabhängigen Genese beider Krankheiten.

Hier zeigt sich, dass die mit zunehmendem Alter auftretende Fehlsteuerung der Immunantwort mit der Folge einer Dysregulation des Immunsystems und letztlich dem Zustand einer chronischen Entzündungsreaktion erheblichen Einfluss auf die Pathogenese beider Krankheiten hat.

Zytokine und Chemokine sind unter allen an einer Entzündung beteiligten Mediatoren die Hauptverantwortlichen für diese Entwicklung. Neben der Betrachtung von intra- und extrazellulären Signalwegen kommen auch dem im Alter zunehmend hochregulierten Interleukin 6, dem Tumornekrosefaktors (TNF-α) und ihren Rezeptoren größere Bedeutung zu. Korrelierend fallen erhöhte Werte für das C-reaktive Protein (CRP) auf [13].

Da Knochengesundheit wesentlich von körperlicher Aktivität und biomechanischer Belastung des Skelettsystems abhängt ist, stellt ein gestörter Knochenstoffwechsel selbst ein Risiko für die Genese eines Diabetes mellitus dar [14]. Der Einfluss von Knochenumbauvorgängen auf eine Dysregulation des Glukosestoffwechsels konnte bereits im Tierversuch erfolgreich nachgewiesen werden und zeigt insbesondere, dass es sich um deutlich direktere Interaktionen handelt, als bisher vermutet [15].

Altersabhängige Entzündungsprozesse, oxidativer Stress und abnehmende körperliche Aktivität tragen somit wesentlich zur Entwicklung einer Osteoporose und eines Diabetes mellitus bei [16,17].

5.6 Zusammenfassung

Festzustellen ist, dass die laborchemischen Parameter der Osteoporose-Diagnostik und die Einflussgrößen zur Diagnostik und Verlaufskontrolle des Diabetes mellitus eng miteinander verknüpft sind.

Es bedarf der gleichzeitigen Betrachtung von Markern des Knochenabbaus (CTX) und Knochenanbaus (OC) im Hinblick auf die Bedeutung der Osteoklastenfunktion und die Rolle des Osteocalcin bei der Genese eines Diabetes mellitus. Umgekehrt stellt sich hierüber auch die Pathogenese eines gestörten Knochenstoffwechsels und weiterer metabolischer Störungen dar.

5.6.1 Knochenumbauparameter

Niedrige Level an OC und CTX sowie ein verminderter Knochenumbau gehen mit einer höheren Inzidenz an Diabetes mellitus einher.

Osteocalcin ist nicht allein der ausschlaggebende Biomarker für den Knochenstoffwechsel [18]. Ein fehlregulierter Glukosestoffwechsel, oxidativer Stress und (insbesondere bei älteren Patienten) die altersabhängigen inflammatorischen Prozesse, haben größeren Einfluss auf einen ausbalancierten Knochenstoffwechsel als der bislang als Hauptrisikofaktor geltende Östrogenmangel [19]. Der Glukosestoffwechsel selbst nimmt damit direkten Einfluss auf die Knochengesundheit.

Der Osteocalcin-Wert ist umgekehrt mit dem Plasmaglukosespiegel, der Fettmasse, einer Insulinresistenz und dem metabolischen Syndrom assoziiert [20].

Am Beispiel des bekannt erhöhten Risikos für osteoporotische Frakturen bei postmenopausalen Frauen und älteren Männern und der zusätzlich erhöhten Inzidenz bei Diabetes mellitus, wird eine weitere Abhängigkeit der beiden Erkrankungen voneinander deutlich.

5.6.2 Glukosestoffwechsel

Es zeigt sich eine positive Korrelation zwischen HbA1c-Leveln und PINP sowie eine umgekehrte Verhältnismäßigkeit zwischen HbA1c- und PTH-Leveln.

Negativ korrelieren TG und OC-Spiegel.

Patienten mit einem T2DM weisen niedrigere PINP-, OC- und PTH-Werte bei erhöhten Fettstoffwechselwerten auf, wohingegen die Werte für β-CTX unverändert sind.

Der bei Patienten mit T2DM verminderte Knochenumbau ist damit weniger auf eine gesteigerte Knochenresorption als vielmehr auf eine Inhibition der Knochenneubildung zurückzuführen sowie auch auf akute Blutzuckerveränderungen, die über das OPG-RANK-Ligand System negativen Einfluss auf die Knochengesundheit bei Diabetikern nehmen [21].

5.7 Fazit

Diabetes mellitus und Osteoporose sind aus labormedizinischer Sicht keine singulären Erscheinungen, sondern komplexe Krankheitsbilder, eingebettet in multifaktorielle Zusammenhänge und Abhängigkeiten. Ursachen für beide Krankheiten liegen sowohl bei primär gestörten immunmodulatorischen Prozessen (T1DM, altersabhängig), als auch bei durch Umwelt- und Lebensfaktoren verursachten Störungen des Glukosestoffwechsels (T2DM) und der Knochengesundheit (Osteoporose) mit allen bekannten Folgeerkrankungen und vielfältigen Auswirkungen auf weitere metabolische Prozesse.

Als Parameter zur Diagnostik und Darstellung der Wechselwirkungen beider Krankheiten ist eine genaue Betrachtung der Basislaboruntersuchungen im Zusammenhang mit der Bestimmung von HbA1c, Vitamin D, PTH und den beschriebenen spezifischen Knochenumbauparametern (OC und CTX) nach aktuellen wissenschaftlichen Erkenntnissen zielführend.

Die weitere Klärung der vielfältigen Abhängigkeiten und Wirkmechanismen zwischen Glukose- und Knochenstoffwechsel bedeutet angesichts einer alternden Bevölkerung einen wichtigen Schritt auf dem Weg der Prävention und Therapie beider Erkrankungen und Erhaltung der Lebensqualität im Alter.

Literatur

[1] NCD Risk Factor Collaboration (NCD-RisC). Worldwide trends in diabetes since 1980: a pooled analysis of 751 population-based studies with 4.4 million participants. Lancet. 2016;387:1513–1530.

[2] Burge R, Dawson-Hughes B, Solomon DH, et al. Incidence and economic burden of osteoporosis-related fractures in the United States, 2005–2025. J Bone Miner Res. 2007;22:465–475.

[3] Patterson CC, Dahlquist GG, Gyürüs E, et al. Incidence trends for childhood type 1 diabetes in Europe during 1989–2003 and predicted new cases 2005–2020: A multicentre prospective registration study. Lancet. 2009;373:2027–2033. doi: 10.1016/S0140-6736(09)60568-7.

[4] Vehik K, Dabelea D. The changing epidemiology of type 1 diabetes: Why is it going through the roof? Diabetes Metab. Res. Rev. 2011;27:3–13. doi: 10.1002/dmrr.1141.

[5] Rewers M, Ludvigsson J. Environmental risk factors for type 1 diabetes. Lancet. 2016;387:2340–2348. doi: 10.1016/S0140-6736(16)30507-4.

[6] Holick MF. The vitamin D deficiency pandemic: Approaches for diagnosis, treatment and prevention. Rev. Endocr. Metab. Disord. 2017;18:153–165. doi: 10.1007/s11154-017-9424-1.

[7] Huh SY, Gordon CM. Vitamin D deficiency in children and adolescents: Epidemiology, impact and treatment. Rev. Endocr. Metab. Disord. 2008;9:161–170. doi: 10.1007/s11154-007-9072-y.

[8] Liu TT, Liu DM, Xuan Y, et al. The association between the baseline bone resorption marker CTX and incident dysglycemia after 4 years. Bone Res. 2017;5:17020.

[9] Liu JM, Rosen CJ, Ducy P, Kousteni S, Karsenty G. Regulation of glucose handling by the skeleton: insights from mouse and human studies. Diabetes. 2016;65:3225–3232.

[10] Massera D, Biggs ML, Walker MD, et al. Biochemical Markers of Bone Turnover and Risk of Incident Diabetes in Older Women: The Cardiovascular Health Study. Diabetes Care. 2018;41 (9):1901–1908. https://doi.org/10.2337/dc18-0849.

[11] Zoch ML, Clemens TL, Riddle RC. New insights into the biology of osteocalcin. Bone. 2016;82:42–49.

[12] Lee NK, Sowa H, Hinoi E, et al. Endocrine regulation of energy metabolism by the skeleton. Cell. 2007;130:456–469.

[13] Hae Young Chung, Dae Hyun Kim, Eun Kyeong Lee, et al. „Redefining Chronic Inflammation in Aging and Age-Related Diseases: Proposal of the Senoinflammation Concept". Aging and Disease. 2019;10(2):367–382. Published online 2019 Apr 1. doi: 10.14336/AD.2018.0324 PMCID: PMC6457053 PMID: 31011483

[14] Clarke BL, Khosla S. Physiology of bone loss. Radiol Clin North Am. 2010;48:483–495.

[15] Bonnet N. Bone-derived factors: a new gate- way to regulate glycemia. Calcif Tissue Int. 2017;100:174–183.

[16] Ishimi Y, Miyaura C, Jin CH, et al. IL-6 is produced by osteoblasts and induces bone re- sorption. J Immunol. 1990;145:3297–3303.

[17] Donath MY, Dalmas E, Sauter NS, Böni-Schnetzler M. Inflammation in obesity and diabetes: islet dysfunction and therapeutic opportunity. Cell Metab. 2013;17:860–872.

[18] Kunutsor SK, Apekey TA, Laukkanen JA. Association of serum total osteocalcin with type 2 diabetes and intermediate metabolic phenotypes: systematic review and meta-analysis of observational evidence. Eur J Epidemiol. 2015;30:599–614, pmid: 26085114.

[19] Manolagas SC. From estrogen-centric to aging and oxidative stress: a revised perspective of the pathogenesis of osteoporosis. Endocr Rev. 2010;31:266–300.

[20] Kunutsor SK, Apekey TA, Laukkanen JA. Association of serum total osteocalcin with type 2 diabetes and intermediate metabolic phenotypes: systematic review and meta-analysis of observational evidence. Eur J Epidemiol. 2015;30:599–614.

[21] Starup-Linde J, Lykkeboe S, Gregersen S, et al. Differences in biochemical bone markers by diabetes type and the impact of glucose. Bone. 2016;83:149–55. PMID: 26555635.

6 Bildgebende Diagnostik und klinische Risikoabschätzung der Osteoporose bei Diabetes mellitus

Maren G. und Claus-C. Glüer

6.1 Einleitung

Es wird geschätzt, dass weltweit 422 Millionen Menschen an Diabetes leiden [1], mit einem erwarteten Anstieg auf 629 Millionen bis zum Jahre 2045 [2]. In Deutschland leiden circa 7,2 Prozent der Erwachsenen im Alter von 18 bis 79 Jahren an Diabetes. Circa 90 bis 95 Prozent davon sind an Typ-2-Diabetes erkrankt (T2DM), dessen Prävalenz mit dem Alter ansteigt [3].

Osteoporose ist ebenfalls eine weit verbreitete Erkrankung, und auch deren Prävalenz steigt mit dem Alter an. Folglich steigt auch der Anteil der Personen, die von beiden Krankheiten (Osteoporose und T2DM) betroffen sind. Dies wird sich in Anbetracht der Altersstruktur der Bevölkerung in den Industrienationen noch weiter verstärken. Zunehmend werden die Zusammenhänge zwischen Diabetes und Osteoporose erforscht, und es ist mittlerweile klar, dass Diabetes auch einen negativen Einfluss auf den Knochen haben kann. Fassbender und Willman führen aus, dass Diabetes die Stoffwechsellage ins Ungleichgewicht bringt und dass damit ein negativer Einfluss auf die Knochengesundheit mit einer erhöhten Frakturgefahr und schlechterer Frakturheilung einhergeht [4].

Ein erhöhtes Frakturrisiko – insbesondere der Hüfte – beschreiben auch weitere Studien [5,6]. Eine rechtzeitige Knochendiagnostik bei Patienten mit Diabetes ist daher wichtig, um das Frakturrisiko einzuschätzen und rechtzeitig entsprechende therapeutische Maßnahmen einleiten zu können.

Die Auswirkungen auf den Knochen sind bei Typ-1- (T1DM) und Typ-2-Diabetes (T2DM) sehr unterschiedlich ausgeprägt: bei Patienten mit Typ-1-Diabetes, bei denen die Erkrankung juvenil oder im Kindesalter auftritt und eine tägliche Gabe von Insulin erfordert, ist der Einfluss auf den Knochen und das damit einhergehende erhöhte Frakturrisiko sehr viel deutlicher ausgeprägt als bei Patienten mit T2DM [7] und sollte immer begleitend therapiert werden. Mehr hierzu wird in dem Abschnitt Frakturrisikoabschätzung dieses Kapitels erläutert.

Diagnostisch auffällig ist, dass sich das Frakturrisiko bei T2DM nicht, wie üblicherweise bei Osteoporose, am besten über die Knochenmineraldichte (Bone Mineral Density: BMD) abschätzen lässt, jedenfalls nicht mit den normalen Schwellenwerten. Die Ursachen für eine reduzierte Knochenfestigkeit trotz normaler oder sogar erhöhter Knochenmineraldichte sind noch nicht vollständig geklärt. Mehr zu diesen komplexeren Zusammenhängen ebenfalls unten. Defizite in der kortikalen Knochenstruktur werden teilweise über einen reduzierten trabekulären Knochenscore (Trabecular

https://doi.org/10.1515/9783110575774-006

Bone Score, TBS) der Lendenwirbelsäule angezeigt [8]. Mikroindentation hingegen ist in diesem Zusammenhang ein vielversprechendes, wenn auch minimal-invasives, diagnostisches Verfahren, das Aufschluss über unter Diabetes verschlechterte Materialeigenschaften des Knochens geben kann.

Die Ursachen für Frakturen sind auch bei Diabetes multifaktoriell. Die Zusammenhänge als auch die Faktoren, die dem erhöhten Frakturrisiko zugrunde liegen, sind nicht vollkommen geklärt. Neben Aspekten der Knochenqualität spielen vermutlich erhöhtes Sturzrisiko, Adipositas, Sarkopenie und Komorbiditäten eine Rolle. Längere Krankheitsdauer und schlechte glykämische Kontrolle sind zudem ebenfalls mit dem höheren Frakturrisiko assoziiert [8]. Bei Patienten mit Diabetes sollten alle Aspekte der Knochengesundheit daher unbedingt überprüft werden, um das Risiko von Frakturen beurteilen zu können. Die Möglichkeiten der Diagnostik sollen nun im Folgenden beschrieben werden. Auf die Möglichkeiten der Labordiagnostik wird in einem anderen Kapitel dieses Buches eingegangen.

6.2 DXA-Knochendichtemessung

Die Knochendichtemessung mittels DXA (Dual X-ray Absorptiometry) ist nach wie vor der Goldstandard für die Diagnose der Osteoporose. Diese Zwei-Spektren-Röntgen-Absorptiometrie-Methode ist präzise, schmerzfrei und nur mit einer ausgesprochen geringen Strahlenbelastung verbunden (weniger als die natürliche Strahlenexposition an einem Tag). Zwei Röntgenstrahlungen unterschiedlichen Energieniveaus werden hier genutzt, um quantitative Informationen zur Knochenmineraldichte (BMD) zu erhalten, indem sie den Knochen zwar durchdringen, aber von ihm – je nach Beschaffenheit – unterschiedlich abgeschwächt werden. Übliche Messorte für die Osteoporosediagnostik sind die Lendenwirbelsäule und die Hüfte. Die DXA ist ein Projektionsverfahren mit dem die Knochendichte nur als Knochenflächendichte bestimmt werden kann. Im Rahmen dieses Kapitels wird aber verkürzt von Knochendichte gesprochen. Mit abnehmender Knochendichte (Bone Mineral Density) fällt die Festigkeit der Knochen ab und das Frakturrisiko erhöht sich.

Die folgende Abb. 6.1 zeigt die typische Lagerung einer Patientin bei einer DXA-Aufnahme der Lendenwirbelsäule.

Die DXA-Messung wird herangezogen, um Osteoporose diagnostisch mit dem BMD-Wert zu evaluieren und das Frakturrisiko abzuschätzen. Der BMD T-Score ≤ − 2,5, basierend auf der WHO-Definition von 1994, ist der Schwellenwert für die Entscheidung, ob eine Osteoporose vorliegt [9]. Der T-Score besagt konkret: wenn die mit der DXA-Methode gemessene Knochenmineraldichte um mindestens 2,5 Standardabweichungen unter dem statistischen Mittelwert gesunder Menschen im Alter zwischen 20 und 30 Jahren (Zeitpunkt der maximalen Knochendichte (peak bone mass) liegt (T-Score: < −2,5), besteht eine Osteoporose. Der in der jeweils aktuellen DXA Messung ermittelte entscheidende Wert ist also der „T-Score", der auch Herstel-

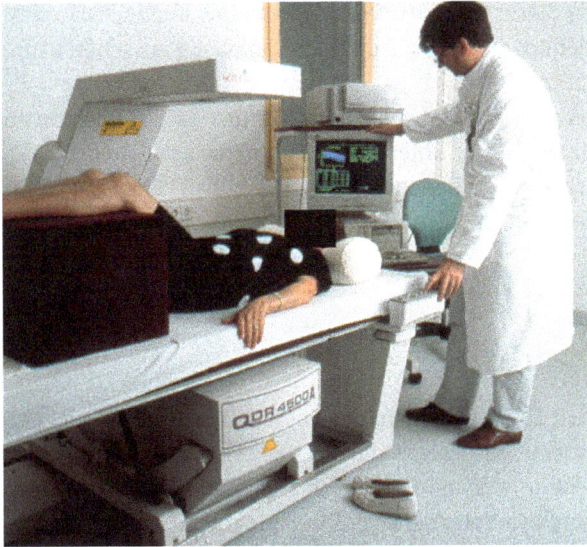

Abb. 6.1: Beispiel einer Knochendichtemessung (mit freundlicher Genehmigung von Dr. Scharla).

ler-spezifische Unterschiede in der Knochenmineraldichte weitgehend ausgleicht. Mit seiner Hilfe wird die Diagnose getroffen, da er im Verhältnis zur Referenzkurve den Verlust der Knochenmineraldichte anzeigt.

Auch wenn diese Messung diagnostisch, wie gesagt, der Goldstandard ist, hat sie auch ihre Grenzen, das Frakturrisiko immer akkurat einzuschätzen. Studien zeigen, dass 50 % der Frakturen bei Patienten mit BMD-Werten auftreten, die nach der WHO-Osteoporoseeinschätzung nicht als „osteoporotisch" klassifiziert werden [10]. Dies zeigt auch, das andere Aspekte noch eine wichtige Rolle für das Frakturgeschehen spielen, z. B. die Knochenqualität (u. a. Mikroarchitektur, Materialeigenschaften, Zähigkeit und Bruchfestigkeit), sowie nicht-skelettale Aspekte wie beispielsweise das Sturzrisiko und weitere Risikofaktoren.

Bei Patienten mit Diabetes als Grunderkrankung erscheint der Zusammenhang zwischen BMD und Frakturrisiko noch komplexer. Obwohl die Mehrzahl der Studien bei Patienten mit T1DM zeigen, dass die BMD bei dieser Population deutlich vermindert ist [6,11,12], zeigt sich bei Patienten mit T2DM die gemessene BMD oft normal oder sogar leicht erhöht. Der gemessene BMD-Wert überschätzt hier also die Knochenfestigkeit und unterschätzt das damit einhergehende Frakturrisiko [13,14].

Mehrere Gründe für diesen etwas anderen Zusammenhang zwischen BMD und Frakturhäufigkeit bei T2DM-Patienten sind denkbar. Ein Grund ist, dass Adipositas (als Risikofaktor bei T2DM) häufig mit T2DM assoziiert ist. Ein hoher Body Mass Index (BMI) und eine hohe BMD sind ebenfalls positiv miteinander korreliert. Diese relativ höhere BMD bei T2DM schützt die Patienten jedoch nicht vor Frakturen [15].

Bei Patienten mit T2DM ist für das individuelle Frakturrisiko im Gegensatz zu Menschen ohne Diabetes ein Korrekturfaktor auf den gemessenen BMD-Wert anzusetzen. Unter Berücksichtigung dieses Korrekturfaktors, kann das Frakturrisiko besser abgeschätzt werden [14]. Mehr dazu, und wie diese Verschiebung aussehen kann, im Kap. 6.8 Frakturrisikoabschätzung.

Manche Studien bestätigen zudem einen schnelleren Verlust an BMD gerade an gewichtstragenden Knochen (z. B. Hüfte) unter T2DM als möglichen Grund für die erhöhte Frakturrate [16]. Muschitz et al. berichten, dass die höhere BMD vor allem bei jüngeren Männern zu beobachten ist, als auch mit höheren HbA1c Werten einhergeht [17].

6.3 Trabecular Bone Score (TBS)

Da die BMD-Messung, gerade bei T2DM-Patienten, das gesamte Frakturrisiko nicht so einfach abschätzen lässt, kann eine zusätzliche diagnostische Information über den TBS interessant sein. Der TBS kann während (oder auch nachträglich zu) einer DXA-Messung ohne Mehraufwand durch ein integriertes Softwareprogramm direkt mit erhoben werden. Die Analyse ermittelt anhand eines Grauwert-Variogramms der DXA-Messung der Lendenwirbelkörper L1–L4 eine Texturkennzahl, die die Variabilität der Graustufen der einzelnen Pixel widergibt (siehe auch Abb. 6.2 unten). Diese Analyse ergibt eine einheitslose Zahl (TBS), die eine hohe Korrelation mit der trabekulären Mikroarchitektur bei Osteoporose – und zwar unabhängig von der BMD aufweist [18–20].

Die Analyse dieses Wertes mit der TBS-Software kann auch retrospektiv berechnet werden. Die Untersuchung ist für Patienten ab einem Alter von 20 Jahren und mit einem BMI zwischen 15 und 37 durchführbar. Die TBS Messung ist bisher lediglich an der Lendenwirbelsäule möglich.

TBS kann als indirekter Index der trabekulären Knochenstruktur betrachtet werden, der prädiktiven Wert für Frakturen, unabhängig von der BMD, sowohl bei Diabetikern als auch bei Nichtdiabetikern aufweist [21]. In einer Reihe von Studien zeigt sich bei Patienten mit T2DM trotz erhöhter Knochendichte ein reduzierter TBS der Lendenwirbelsäule [13,22,23]. Leslie WD et al. [13] untersuchten 29.407 Frauen ≥ 50 Jahre aus der Manitoba-Kohorte, von denen 2.356 (8,1 %) einen Diabetes aufwiesen, hinsichtlich des Diabetes-assoziierten Frakturrisikos. In dieser großen retrospektiven Studie zeigt sich auch, dass Diabetes mit höherer BMD an der LWS und am Femur an allen gemessenen Orten, aber niedrigerem TBS verknüpft ist und dass damit TBS einen BMD-unabhängigen Prädiktor für Frakturen darstellt (bereinigter HR 1,27 [CI 1,10–1,46]).

In einer Metaanalyse von mehreren populationsbasierten Untersuchungen (darunter der übliche Anteil von Patienten mit Diabetes) wurden Patienten mit einem TBS von < 1,23 als Risikopatienten für Osteoporose-assoziierte Frakturen klassifiziert, bei einem TBS von 1,23–1,31 wurde ein mittleres Risiko festgestellt. Bei Patienten mit T2DM zeigten sich TBS-Werte zwischen 1,10 und 1,20 [24], was die oben genannten Aussagen unterstützt.

TBS ermöglicht somit eine zusätzliche Bewertung der Knochenfestigkeit ohne zusätzliche Strahlenbelastung oder Zeitverlust und kann damit als Ergänzung zu DXA die Genauigkeit der Diagnostik verbessern [21,25]. Auch scheint es einen Zusammenhang zum glykämischen Index zu geben, d. h. die medikamentöse Einstellung mag auch eine wichtige Rolle spielen. Multivariate lineare Regressionsanalysen zeigten, dass glykämische Indizes signifikant mit einem erhöhten BMD-Wert und einem verringerten TBS-Wert assoziiert waren und dass der HOMA-IR nur mit dem TBS-Wert assoziiert war [26].

Die Abb. 6.2 illustriert zwei Menschen mit einem gleichen BMD T-Score (−2,2), jedoch mit je einem unterschiedlichen TBS-Wert. Die Knochenarchitektur ist bei der einen Person degradiert und bei der anderen Person relativ normal. Demzufolge ist das Graustufenschema des TBS bei beiden unterschiedlich und es ergibt sich einmal ein normaler und einmal ein erniedrigter TBS Wert.

Im Folgenden soll ein Fall vorgestellt werden, bei dem die Hinzuziehung des TBS-Wertes eine andere therapeutische Entscheidung bedeutet hätte und daher sinnvoll gewesen wäre.

Die Patientin ist eine Frau, die unter Typ-2-Diabetes leidet (Alter 72,5 Jahre alt). Sie war zum Zeitpunkt der ersten Messung 159 cm groß, 77 kg schwer und hatte damit einen BMI von 30,5. Der glykämische Spiegel war kontrolliert. Als Diabetes-Therapie erhielt sie Metfin 500 zweimal täglich. Die vertebrale Frakturanalyse zeigte keine Fakturen und einen unauffälligen Befund. Die minimale BMD lag bei der Erstuntersuchung im Osteopenie-Bereich – sowohl für die LWS als auch für die Hüftmessung (BMD T-Score Schenkelhals −1,6 und Gesamtfemur −1,2). Der TBS-Wert war sehr niedrig (degradiert). Diese Interaktion zeigt auch Abb. 6.3.

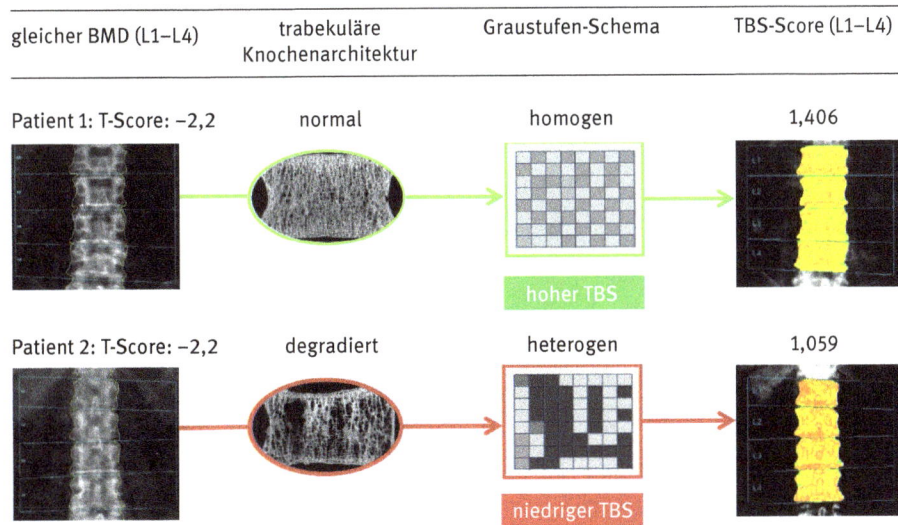

gleicher BMD (L1–L4)	trabekuläre Knochenarchitektur	Graustufen-Schema	TBS-Score (L1–L4)
Patient 1: T-Score: −2,2	normal	homogen / hoher TBS	1,406
Patient 2: T-Score: −2,2	degradiert	heterogen / niedriger TBS	1,059

Abb. 6.2: Gleiche BMD-Werte – unterschiedliche TBS Werte. Diese Abbildung wie auch alle folgenden Grafiken und Tabellen zur Fallvorstellung mit TBS: Mit freundlicher Genehmigung von Prof. D. Hans (Medimaps).

		Risikograd auf Basis der Klassifikation der WHO (BMD – minimum T-Score von prox. Fermur oder LWS)		
		normal	Osteopenie	Osteoporose
Risikograd basierend auf dem TBS-Wert der LWS	> 1,310			
	≤ 1,310 und > 1,230			
	≤ 1,230		●	

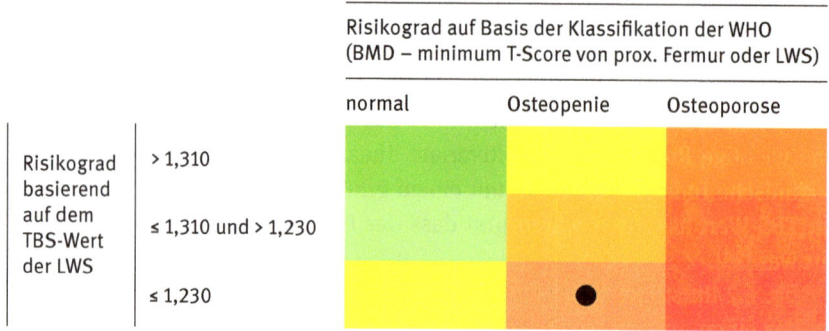

Abb. 6.3: Verhältnis der Knochendichte (BMD und TBS). Der schwarze Kreis zeigt die Kategorie für den Messwert der Patientin.

Abb. 6.4 und Tab. 6.1 zeigen die BMD-Werte der Patientin, während Abb. 6.5 und Tab. 6.2 die TBS-Werte der Patientin angeben.

Tab. 6.1: BMD Werte der Patientin an der LWS.

Region	Area (cm²)	BMD (g/cm²)	T-score	vs. baseline (%)	vs. previous (%)
L1	13.07	1.005	–1.0	initial	–
L2	14.40	0.990	–1.7	initial	–
L3	15.25	1.010	–1.6	initial	–
L4	16.78	0.910	–2.4	initial	–
L1-L4	59.50	0.976	–1.7	initial	–

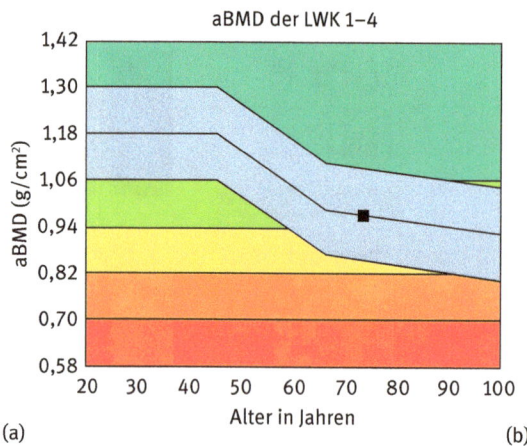

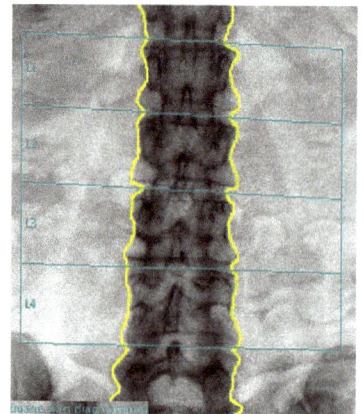

Abb. 6.4: BMD Werte der Patientin an der LWS.

Die Patientin erhielt aufgrund dieses Befundes keine Behandlung (außer Calcium + Vitamin D). Leider hatte die Patientin etwa ein Jahr später eine atraumatische Fraktur des Humerus. Dieser Fall deutet an, dass es hilfreich gewesen wäre, den TBS-Wert zu berücksichtigen, denn eine BMD im osteopenischen Bereich in Kombination mit einem niedrigem TBS erzeugt ein ähnliches Frakurrisiko wie für jemanden, der eine BMD im osteoporotischen Bereich hat. Dies verdeutlichen auch die orangefarbenen Bereiche der obigen Abb. 6.3. In Kombination mit einer Diabetes Erkrankung ist dieser Effekt sogar noch höher einzuschätzen.

Tab. 6.2: TBS-Werte der Patientin an der LWS.

Region	TBS	TBS T-Score	TBS Z-Score	BMD	BMD T-Score
L1	1,069	–	–	1,005	–1,0
L2	1,113	–	–	0,990	–1,7
L3	1,241	–	–	1,010	–1.6
L4	1,124	–	–	0,910	–2,4
L1–L4	1,137	–3,7	–1,1	0,976	–1,7
L1–L3	1,141	–3,9	–0,7	1,002	–1,4
L1–L2	1,091	–4,4	–0,8	0,997	–1,4
L2–L3	1,177	–3,7	–0,9	1,000	–1,7
L2–L4	1,159	–3,5	–1,1	0,968	–1,9
L3–L4	1,182	–3,0	–1,1	0,958	–2,0

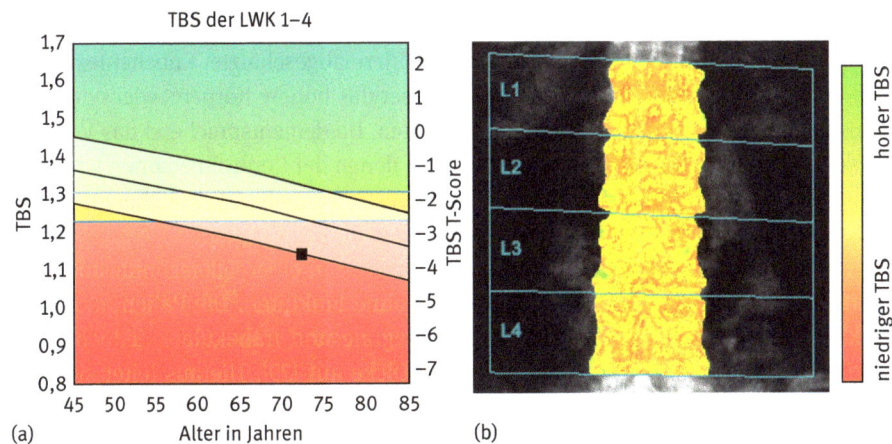

Abb. 6.5: TBS-Werte der Patientin an der LWS.

Dieses Fallbeispiel verdeutlicht, dass die TBS-Ermittlung bei Patienten mit T2DM interessante und wertvolle klinische Informationen liefern kann, die eventuell auch eine andere therapeutische Entscheidung produzieren. Es deutet darauf hin, dass ein Einbeziehen von Anomalien des trabekulären Knochens die Knochenbrüchigkeit bei T2DM diagnostisch genauer beurteilen lässt.

6.4 Mikro- und Makroarchitektur: HRpQCT und QCT

Ein weiterer wichtiger Schlüsselfaktor für die Knochenfestigkeit ist seine *Mikroarchitektur*, deren Bedeutung in den letzten Jahren zunehmend klargeworden ist. Bereits in der WHO-Definition der Osteoporose ist sie daher auch genannt [9]. Mit der hochauflösenden peripheren quantitativen Computertomographie (HRpQCT) lässt sich diese in vivo sehr exakt bestimmen, allerdings nicht an den Hauptfrakturorten Wirbelkörper und proximalem Femur. Deshalb spielt auch die Quantitative Computertomographie (QCT) an diesen Orten eine Rolle, auch wenn sie nur grobe Strukturverteilungsmuster und die Aufgliederung in kortikale und spongiöse Komponenten liefern kann.

Die Anwendung HRpQCT zur Untersuchung der Knochenstruktur bei Personen mit T2DM führt nicht immer zu einheitlichen Ergebnissen [8], auch wenn viele Studien strukturelle Defizite bei T2DM zeigen und damit eine Verminderung der Festigkeit und Steifigkeit des Knochens mit einem erhöhten Frakturrisiko einhergeht.

Einige Studienergebnisse sollen im Folgenden vorgestellt werden.

Der Einfluss von Typ-2-Diabetes auf die mit QCT bestimmte volumetrische BMD, die Knochengeometrie und die Festigkeit des proximalen Femurs wurden in mehreren Studien untersucht. So zeigte sich zum Beispiel mit einem Ein-Energie-QCT eine höhere trabekuläre vBMD an der Hüfte bei 49 Probanden mit T2DM im Vergleich zu nicht-diabetischen Probanden, während die kortikale vBMD, die Knochenquerschnittsfläche und die kortikale Dicke bei Diabetikern und Kontrollpersonen ähnlich waren. Die mittels biomechanischer Kenngrößen abgeschätzte Knochenfestigkeit war bei Diabetikern im Allgemeinen größer, aber das höhere Körpergewicht der Diabetiker führt bei Stürzen auch zu höheren Kräften. Da dementsprechend das Verhältnis von Belastung zu Festigkeit vergleichbar zu denen der Kontrollpersonen war, vermuteten die Autoren, dass das höhere Hüftfrakturrisiko auch auf ein höheres Sturzrisiko zurückzuführen sein könnte [27]. Heilmeier et al. [28] verglichen die mittels QCT bestimmte proximale femorale vBMD und Geometrie in einer Querschnittsstudie an postmenopausalen Frauen mit T2DM mit und ohne Frakturen. Die Patientinnen mit Fraktur wiesen eine signifikant niedrigere integrale und trabekuläre, jedoch nicht kortikale vBMD und eine geringere kortikale Dicke auf [29]. Hieraus leitet sich die Hypothese ab, dass es eine Untergruppe von Diabetes Patientinnen gibt, die ein erhöhtes Frakturrisiko haben und deren Knochenstatus, anders als in der Gesamtgruppe, schlechter ist als der von Kontrollpersonen. Aus diesen Beobachtungen leitete sich die Fragestellung aktueller Forschung ab, welche Prädiktoren ein solch erhöhtes Frakturrisiko nach sich ziehen könnten.

Diesbezüglich konnten mittels HRpQCT einige interessante Beobachtungen gemacht werden. So zeigte eine kleine HRpQCT-Querschnittsstudie (n = 19 älteren Frauen mit T2DM), dass deren kortikale Porosität des Radius und der Tibia im Vergleich zu den Kontrollpersonen höher war. Am Radius war die mittels Finite-Elemente-Analyse (FEA) geschätzte Knochendruckfestigkeit ebenfalls signifikant niedriger [30]. In der MrOS-Studie wurde eine Kohorte von 190 älteren Männern mit T2DM mittels HRpQCT untersucht. Es zeigte sich, dass die Gesamtquerschnittsfläche des Knochens des Radius und der Tibia bei Diabetikern geringer als bei Nicht-Diabetikern war. Ebenso war die Biegefestigkeit in den kortikalen Regionen relativ zum Körpergewicht reduziert. In den trabekulären Regionen war die Knochenfestigkeit ähnlich der der Kontrollpersonen, wobei die höhere trabekuläre volumetrische BMD die geringere Gesamtknochenfläche bei T2DM ausglich. Damit war am distalen Radius mit seinem höheren Spongiosaanteil die Festigkeit nicht vermindert, wohl aber, aufgrund der rein kortikalen Struktur, in der Diaphyse [31].

Patsch et al. verglichen mittels HRpQCT die strukturellen Qualitäten des Knochens am Radius und an der Tibia bei postmenopausalen Frauen mit und ohne Diabetes mit und ohne Fraktur [32]. Bei diabetischen Frauen mit Fraktur wurde eine signifikant höhere kortikale Porosität und eine geringere Knochenfestigkeit (Steifigkeit, Bruchlast und kortikaler Lastanteil) im Vergleich zu Frauen ohne Fraktur nachgewiesen. Dies konnte nicht bei nicht-diabetischen Frauen mit und ohne Fraktur gezeigt werden [33]. Interessanterweise unterschied sich in dieser Studie die kortikale Porosität bei diabetischen Frauen ohne Fraktur nicht signifikant von der gesunder Kontrollpersonen. In einer Studie an afro-amerikanischen Frauen mit T2DM berichteten Yu et al. [34] über eine höhere kortikale Porosität, eine niedrigere kortikale vBMD, sowie Gewebemineraldichte am Radius im Vergleich zu nicht-diabetischen Kontrollpersonen. In einer anderen Querschnittsstudie mit 51 Personen mit T2DM zeigten sich kortikale Knochendefizite jedoch nur in einer Untergruppe mit mikrovaskulären Komplikationen [35].

Eine schlechtere kortikale Knochenstruktur konnte auch bei T2DM Patienten (n = 129) in einer größeren populationsbasierten Studie mit Männern und Frauen (Altersspanne: 40–87 Jahren, MW: 64), gezeigt werden [36]. Selbst nach Adjustierung für Alter, Geschlecht, Gewicht und Größe hatten die T2DM-Patienten eine signifikant niedrigere kortikale vBMD, eine höhere kortikale Porosität und eine kleinere Querschnittsfläche an der Tibia. Lediglich für den Radius zeigten sich keine Defizite. Die Analyse der Personen mit mindestens einer Fraktur ergab eine niedrigere kortikale vBMD und eine höhere kortikale Porosität in der Tibia bei Diabetikern im Vergleich zu Nicht-Diabetikern. Es gab einen Trend zu einer niedrigeren FEA-geschätzten Bruchlast an der Tibia, der jedoch statistisch nicht signifikant war.

Untersuchungen mittels HRpQCT am Radius (nicht gewichts-tragender Knochen) und an der Tibia (gewichts-tragender Knochen) zeigen also in verschiedenen Studien eine verschlechterte Mikroarchitektur bei T2DM-Patienten. Die Trabekelstruktur bei T2DM-Patienten im Vergleich zu nicht-diabetischen Patienten erscheint oft eher hypertrophiert. Die strukturelle Veränderung zeigt aber eine hohe Heterogenität. Sie erscheint an der endokortikalen Übergangszone besonders ausgeprägt („Trabekularisierung der Kortikalis"). Zusätzlich zeigen Frauen schlechtere Werte als Männer [37,38].

Es gibt jedoch auch Studien, die keine Anomalien der Knochenstruktur im Zusammenhang mit T2DM zeigen konnten. In einem Querschnittsvergleich von je 25 postmenopausalen Frauen mit und ohne T2DM zeigten sich keine signifikanten Unterschiede in der mittels HRpQCT gemessenen Knochenstruktur und der flächenbezogenen BMD [39]. Zu einem ähnlichen Ergebnis kamen Farr et al. [40]. Auch hier konnten keine signifikanten Unterschiede in der peripheren kortikalen und trabekulären Knochenmikroarchitektur bei postmenopausalen Frauen mit und ohne T2DM gezeigt werden (nach Adjustierung für BMI). Nilsson et al. [37] analysierten in einer bevölkerungsbasierten Stichprobe von 99 Frauen mit T2DM (Altersspanne: 75–80 Jahre) und 954 Kontrollpersonen mit interessantem Ergebnis: die trabekuläre und kortikale Knochenmikroarchitektur und die mittels FEA geschätzte Knochenfestigkeit wiesen bei diabetischen Frauen im Vergleich zu Kontrollen generell ein günstigeres Profil auf. Obwohl eine signifikant größere kortikale Porosität an der distalen Radiusstelle gezeigt wurde, konnte dieser Befund z. B. nicht an der Tibia bestätigt werden. Insgesamt zeigten in dieser Studie die Ergebnisse von HRpQCT-Messungen an peripheren Messorten eher vorteilhafte Mikroarchitekturwerte und ausgeglichene adjustierte BMD-Werte. Ein Unterschied fand sich hingegen hinsichtlich der Materialeigenschaften, deren Messungen Gegenstand des folgenden Abschnitts ist.

6.5 Materialeigenschaften: Mikroindentation

Mikroindentation mit der OsteoProbe-Technik ist eine relativ neue Technik zur Messung der Eindringtiefe und damit des Penetrationswiderstands an der periostalen Oberfläche der Tibia. Es soll die Rissbildung in der Knochenmatrix beurteilen, basierend auf der Annahme, dass der Grad der Trennung der mineralisierten Kollagenfibrillen eine Determinante für die Rissinitiierung und die Zähigkeit des Knochens ist [41].

Reduzierungen des Knochenmaterialfestigkeitsindex (BMSi) durch die Messung wurden bei verschiedenen Erkrankungen, einschließlich postmenopausaler Osteoporose und atypischer Frakturen, gezeigt, wobei diese Unterschiede auch nach Adjustierung für die BMD bestehen bleiben [42–44]. Die Technik zeigt daher ggf. Potenzial für die Bestimmung von Anomalien des Knochenmaterials, die zur Knochenbrüchigkeit beitragen und zumindest teilweise unabhängig von BMD-Messungen sind. Untersuchungen mit Mikroindentation zeigen eine strukturelle Verschlechterung als Ausdruck veränderter Kollagenverlinkungen in der Knochenmatrix aufgrund vermehrter AGEs (advanced glycation end-products). Die Messung weist auf weniger Elastizität und Flexibilität im Knochen hin.

Im Gegensatz zu den widersprüchlichen Ergebnissen bei der Verwendung von HRpQCT-abgeleiteter FEA zur Schätzung der Knochenfestigkeit bei Patienten mit T2DM, wurde in einigen Studien eine konsistente Verringerung der Festigkeit des Knochenmaterials gezeigt, die mittels Mikroindentation gemessen wurde. In einer Studie mit 60 postmenopausalen Frauen, von denen 30 an T2DM (Dauer > 10 Jahre) litten, wurde gezeigt, dass BMSi bei den diabetischen Frauen sowohl vor als auch nach Adjustierung für den BMI signifikant reduziert war. Der glykosylierte Hämoglobinspiegel stand in umgekehrter Beziehung zu BMSi [40].

Furst et al. [45] berichteten über signifikant reduzierte BMSi-Werte bei 16 postmenopausalen Frauen mit T2DM im Vergleich zu Kontrollen, mit einer signifikanten inversen Korrelation zwischen BMSi und der Dauer der Erkrankung. Die Autofluoreszenz der Haut, die als Surrogat für AGEs verwendet wird, war ebenfalls invers mit BMSi assoziiert. Schließlich war, wie oben im Kapitel zu HRpQCT schon angedeutet, in der größeren Studie von Nilsson et al. [37] der BMSi bei Frauen mit T2DM signifikant reduziert, sowohl vor als auch nach Adjustierung für mehrere Kovariaten einschließlich BMI.

Trotz der recht konsistenten Ergebnisse für BMSi bei T2DM sind Einflussgrößen wie Unterschiede im Studiendesign und in den Charakteristika der untersuchten Population (z. B. Alter, Geschlecht, Krankheitsdauer) zu bedenken. Darüber hinaus tragen Ungenauigkeiten bei der Definition des enossalen (innerhalb des Knochens liegendem) Knochenrandes, insbesondere bei älteren Menschen und an distalen Stellen, sowie die Verwendung eines festen Offset-Abstandes anstelle eines auf die individuelle Knochenlänge skalierten Abstandes für distale Messungen, wahrscheinlich zu den unterschiedlichen Ergebnissen bei. Auch spielt die Ortsspezifität für die Veränderungen in der kortikalen Knochenstruktur eventuell eine Rolle und sollte daher weiter untersucht werden.

Eine bevölkerungsbasierte Studie mit Frauen zeigte, dass die subkutane Fettmasse in der Tibia invers mit dem BMSi und der kortikalen vBMD zusammenhängt und positiv mit der kortikalen Porosität assoziiert ist, und deutet darauf hin, dass eine erhöhte Adipositas einen Beitrag leisten könnte [46].

Es sind jedoch weitere Studien erforderlich, um die Beziehung zwischen BMSi und traditionellen Messungen der Knochenfestigkeit sowie den prädiktiven Wert von BMSi für Fragilitätsfrakturen zu ermitteln.

6.6 Andere Methoden

Andere Methoden, wie zum Beispiel der Ultraschall am Calcaneus oder am Radius zeigen keine einheitlichen Ergebnisse für Diabetespatienten [13] und werden daher hier nicht weiter aufgeführt.

6.7 Klinische Risikofaktoren für Frakturen

Die Pathogenese der Fraktur bei Diabetespatienten ist multifaktoriell: Adipositas, erhöhtes Sturzrisiko, Komorbiditäten, veränderter Glukosestoffwechsel und die Wirkung von Antidiabetika können alle dazu beitragen. Klinische Risikofaktoren können erfragt werden. Das Frakturrisiko wird z. B. mit dem *FRAX®* (*Fracture Risk Assessment Tool)* versucht zu ermitteln. Der FRAX® ist ein computer-basierter Algorithmus zur Berechnung des Risikos, in den folgenden zehn Jahren eine Osteoporose-bedingte Fraktur zu erleiden, der aufgrund einfacher Fragen kalkuliert wird. Die Evaluation des 10-Jahres-Frakturrisikos mit FRAX® basiert auf dem Alter (ab 40 Jahren) und folgenden Risikofaktoren: bereits erlittene Fraktur, proximale Femurfraktur eines Elternteils, Nikotinkonsum/Alkoholkonsum, BMI ≤ 20, Glukokortikoidtherapie, rheumatoide Arthritis und anderen sekundäre Ursache für Osteoporose. Die DXA-Knochenmineralgehaltswerte am Femurhals kann mit eingerechnet werden, ebenso der TBS. Das Risiko kann jedoch auch ohne die BMD-Werte kalkuliert werden.

Der FRAX® wird in Deutschland im internationalen Vergleich selten eingesetzt. Die Hauptkritikpunkte am FRAX® sind ein nicht offengelegter Algorithmus, (d. h. es lässt sich nicht nachvollziehen nach welchen Kriterien die Risikofaktoren miteinander verrechnet werden), als auch dass die Anzahl der Risikofaktoren zu begrenzt ist, um das Frakturrisiko ausreichend genau abzuschätzen, z. B. sind erhöhte Komorbiditäten, Knochenabbauraten, Stürze und eingeschränkte Mobilität nicht erfasst. Daher wird der FRAX® nicht vom DVO empfohlen. Der FRAX® unterschätzt insbesondere auch das Risiko von Frakturen bei Patienten mit Diabetes.

Ein anderer wichtiger Faktor, den auch das Risiko von Frakturen erfassen sollte, ist das *Sturzrisiko*. So haben zum Beispiel Frauen, die mit Insulin behandelt wurden, ein besonders hohes Sturzrisiko im Vergleich zu Frauen ohne Diabetes mellitus (OR 2,76, 95 % CI 1,52–5,01) [47]. Ähnlich zeigen Daten aus der Osteoporotic Fractures in Men Study, dass Männer, die Insulin verwenden, mehr Stürze erleiden als Männer, die kein Insulin verwenden [48].

Auch *Sarkopenie*, also die verminderte Muskelmasse, spielt eine Rolle für die erhöhte Fallneigung [49,50]. Vermutlich hängt dies auch damit zusammen, dass Patienten mit Diabetes mellitus, die mit Insulin behandelt werden, in der Regel eine schwerere und länger anhaltende Erkrankung haben, die auch mit einem erhöhten Risiko für Sehstörungen, periphere Neuropathie, chronischen Gang- und/oder Gleichgewichtsstörungen einhergehen, was in der Folge das Sturzrisiko beeinflusst. Nicht zuletzt haben Patienten, die mit Insulin behandelt werden, ein erhöhtes Risiko für hypoglykämische Ereignisse, die ebenfalls das Risiko von Stürzen erhöhen.

Eine Bewertung des Sturzrisikos und des Sarkopenie-Status erscheint daher sinnvoll, gegebenenfalls mit der Implementierung von Präventivmaßnahmen.

6.8 Frakturrisikoabschätzung

Die diagnostische Einschätzung des Frakturrisikos bei Diabetes ist um einiges komplexer als dies bei primärer Osteoporose der Fall ist. Es kommen eine Reihe von Einflussfaktoren zum Tragen, zuvörderst der Unterschied zwischen T1DM und T2DM, aber auch Aspekte von Knochenqualität, Sturzrisiko und eine individuelle Einschätzung des Krankheitsstatus, beispielsweise der Frage der Krankheitsdauer, des Krankheitsgrads und die Güte der medikamentösen Einstellung. Zudem ist das Frakturrisiko an verschiedenen Skelettabschnitten stark unterschiedlich.

Es gibt mittlerweile ein knappes Dutzend Metaanalysen (MAs), die sich mit dem Einfluss von Diabetes auf das Frakturrisiko befassen. Gemein ist allen, dass das wesentlichste Frakturrisiko das Hüftfrakturrisiko ist, also genauer die Fraktur des proximalen Femurs und dass dies Risiko *knapp 4-fach höher ist bei T1DM als bei T2DM (etwa 5-fach im Vergleich zu 1,4-fach)*. Deshalb soll das Frakturrisiko im Nachfolgenden separat für die beiden Krankheitsformen dargestellt werden. Da es jedoch kein einheitliches Bild zu einer Geschlechtsabhängigkeit gibt, werden die nachfolgenden Aussagen nicht geschlechtsspezifisch aufgegliedert. Alle in diesem Abschnitt aufgeführten RRs sind bereits mindestens altersadjustiert.

6.9 Frakturrisiko bei Typ-1-Diabetes mellitus

6.9.1 Hüftfrakturrisiko

In fünf Metaanalysen wurde das Risiko, eine Fraktur des proximalen Femurs zu erleiden, analysiert [5,6,51–53]. Die Anzahl der in den verschiedenen MAs eingeschlossenen Studien überschneidet sich um 80–90 %, die MAs betrachten also ein ähnliches Datenkollektiv. Für die Bewertung der RRs von Hüftfrakturen schließen die drei mit höchster Evidenz zu bewertenden MAs [51–53] sieben Studien ein und das ermittelte RR überstreicht einen Bereich von 3,8 bis 5,8. Diese Variabilität selbst in den gemittelten Ergebnissen der MAs zum Typ-1-Diabetes rührt aus den recht heterogenen eingeschlossenen Studien. Dies sind zum einen Kohortenstudien, die sehr gut überprüfbare Untersuchungsmöglichkeiten bieten, aber extrem kleine absolute Zahlen von inzidenten Hüftfrakturen, meist unter 10 pro Studie. Hier liegen die RRs bei älteren Studien tendenziell höher als bei Jüngeren (Bereich über 10 bis hinunter von zu etwa 7), was auf das heutige verbesserte Management dieser Patienten zurückzuführen ist. Registerstudien hingegen haben eine größere Anzahl von erfassten inzidenten Hüftfrakturen von bis zu 150, aber stark unterschiedliche Ergebnisse zum RR, die von 1,7 in der dänischen Fall-Kontroll-Registerstudie von Vestergaard et al. [54] und 3,5 für Frauen und 3,3 für Männer in der schottischen Registerstudie von Hothersall et al. [55] bis zu 9,8 für Frauen und 7,6 für Männer in der schwedischen Registerstudie von Miao et al. reichen [56]. Die Diskrepanzen könnten zum Teil auf eine Fehlklassifikation von Diabetes Typ 1 versus Typ 2 zurückgehen. Die Erkrankungsdauer wurde in keiner der drei MAs berücksichtigt. Mittelt man die Ergebnisse aus den drei qualitativ besten MAs so ergibt sich für Hüftfrakturen bei Diabetes Typ 1 für Männer wie Frauen ein altersadjustiertes RR von 5,0.

6.9.2 Wirbelkörperfrakturrisiko

Nur die MA von Shah et al. [52] spezifiziert das RR für Wirbelfrakturen. Es wurden nur zwei Studien [54,57] eingeschlossen und ein RR = 2,9 ermittelt, aufgrund der Größe der Fall-Kontroll-Studie von Vestergaard et al. [54] mit RR = 2,48 dominiert diese das Gesamtergebnis.

6.9.3 Sonstige Frakturen, allgemeines Frakturrisiko

Das allgemeine Frakturrisiko beträgt nach der MA von Shah et al. 2015 [52] für T1DM RR = 3,2. Für nicht-vertebrale Frakturen (unter Einschluss von Hüftfrakturen) wurde in der MA von Vilaca et al. 2020 [58] ein RR = 1,9 ermittelt. Hieraus ist abzulesen, dass das Frakturrisiko bei T1DM von den Hüftfrakturen dominiert wird. Das Risiko für alle übrigen Frakturen ist deutlich geringer, wobei die begrenzte Studienlage bedacht werden muss.

6.10 Frakturrisiko bei Typ-2-Diabetes mellitus

6.10.1 Hüftfrakturrisiko

Neun MAs liefern spezifische Analysen zum Hüftfrakturrisiko [5,6,51,53,58–62]. Die MAs beinhalten nur zum Teil überlappende Studien und so kommen sie auch zu z. T. abweichenden Ergebnissen mit relativen Risiken (RRs) von RR = 1,1 [61] bis 1,7 [5] mit einem Mittelwert von RR = 1,4. Jede der MAs schließt einige Studien ein, die nicht zwischen Typ I und Typ II differenzierten oder keine verwertbaren RR-Daten hatten (die Anzahl solcher inadäquaten Studien reichte von 1 von 16, also sehr valide [58] bis 8 von 14 [62], mit entsprechendem Verzerrungsrisiko. Eine Analyse, die alle fraglichen Studien ausschloss, von mehr als einer Veröffentlichung pro Studie nur die Daten des größten Datensatzes selektierte und zudem in den Originalarbeiten den Wert für das RR wählte, der für das Alter adjustiert war, kam aber ebenfalls auf ein R = 1,4, so dass die Verzerrungen sich offenbar glücklicherweise ausgeglichen haben.

Eine Reihe von Faktoren kann das RR beeinflussen. Das Frakturrisiko nimmt bei längerer Krankheitsdauer zu, wie mehrere Autoren gezeigt haben, und zwar bei einer Krankheitsdauer von über 10 Jahren um etwa den Faktor 1,8 gegenüber dem durchschnittlich bei T2DM erhöhten Hüftfrakturrisiko [58]. Damit hätten Patienten mit T2DM von mehr al 10 Jahren Krankheitsdauer ein Hüftfrakturrisiko von RR = 2,4 [58]. Eine MA hat den Risiko-erhöhenden Einfluss einer Insulintherapie mit einem Zusatzrisiko von 1,2 beziffert [63], eine andere mit Zusatzrisiko von 1,3 [58]. Hier kann jedoch nicht unterschieden werden kann, ob die Negativwirkung durch das Insulin entsteht oder eine Insulintherapie einen schwereren Krankheitsstatus reflektiert. Inadäquate Glukosekontrolle wurde nur in wenigen Studien im Zusammenhang mit Hüftfrakturrisiko untersucht. In der Rotterdam Studie wurde kein signifikanter Unterschied festgestellt [64], anders aber bei Studien an anderen Skelettorten (s. u.).

Wie verhält es sich bei mit der mittels DXA gemessenen Flächenknochendichte (aBMD) bei Patienten mit T2DM? Es ist aus mehreren Studien bekannt geworden, dass die aBMD bei Patienten mit T2DM an den typischen Messorten wie Lendenwirbelsäule und proximalem Femur einen höheren Wert zeigt, als dies dem Frakturrisiko der Patienten entspricht. Dem zugrunde liegen die sowohl skelettalen Effekte einer verschlechterten Knochenqualität als auch nicht-skelettale Effekte, wie das Sturzrisiko, was das Frakturrisiko über das von der Knochendichte vorgespiegelte Maß erhöht.

Wie kann man DXA-Knochendichtedaten bei Patienten mit T2DM interpretieren? Zwei Aspekte müssen unterschieden werden: (a) Die Knochendichtemessung ergibt an der Lendenwirbelsäule einen um etwa den Faktor 1,2 überhöhten Knochendichtewert. Wenn man in Rechnung stellt, dass das Hüftfrakturrisiko bei Patienten mit T2DM außerdem schon um den Faktor 1,4 erhöht ist, würde man zur Hüftfrakturrisikoabschätzung wie folgt vorgehen können: man bestimmt das Frakturrisiko unter Einbeziehung des gemessenen Lendenwirbelsäulen-Knochendichtewertes wie bei Nichtdiabetikern üblich; das Ergebnis des Hüftfrakturrisikos ist dann mit dem Faktor 1,7 zu multiplizieren, um das Hüftfrakturrisiko von Patienten mit T2DM zu ermitteln. (b) Der Risikogradient aber, das heißt, der Anstieg des Hüftfrakturrisikos bei abfallender Knochendichte bleibt erhalten (zumindest in ähnlicher Steigung, die Studiendaten sind da noch nicht eindeutig, ob es auch beim Gradienten eine Abweichung gibt). Mit anderen Worten zwei Patienten mit T2DM, deren Knochendichte sich um einen T-Score unterscheidet, haben, ebenso wie Nichtdiabetiker, auch ein um den, ganz grob, Faktor 2 unterschiedliches Hüftfrakturrisiko.

Die Abb. 6.5 zeigt dies schematisch (anhand von Daten von Schwartz et al. 2011; diese Daten sind nicht exakt übernehmbar, aber liefern einen guten Anhaltspunkt für die Einschätzung der aBMD). Man sieht, dass bei einem T2DM-Patienten mit einem bestimmten aBMD-Wert das Hüftfrakturrisiko um etwa einen Faktor 1,7 (= 1,4 × 1,2) höher als bei einem Patienten mit gleichem aBMD-Wert ist, der kein Diabetes hat. Das hat zur Folge, dass ein T2DM-Patient mit z. B. einer aBMD eines T-Scores von −2,0 ein genauso hohes Frakturrisiko hat wie ein Patient ohne T2DM bei einem T-Score von − 2,5 (man beachte die entsprechend gleich hohen orangenen und blauen Balken).

Zusammenfassend ist das Hüftfrakturrisiko von Patienten mit T2DM wie folgt erhöht: Bei Krankheitsdauer unter 10 Jahren mit RR = 1,4; ist die aBMD Knochendichte bekannt und in die Risikoabschätzung mit einbezogen, mit RR = 1,7; steht der Pa-

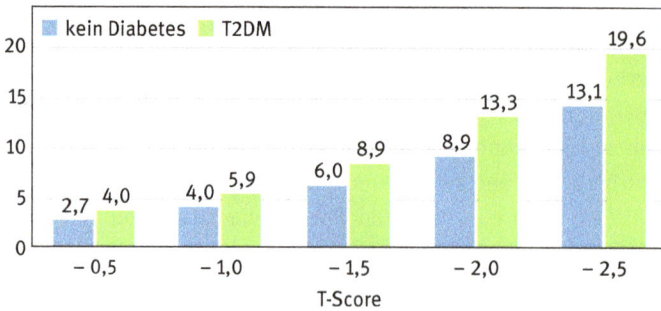

Abb. 6.6: Schematische Darstellung des Hüftfrakturrisikos bei Patienten mit T2DM im Vergleich mit solchen ohne T2DM (abgeleitet aus Daten von Schwartz et al. 2011). Das Frakturrisiko ohne T2DM bei z. B. T-Score = −2 (8 %) ist bei jemanden mit T2DM bereits bei einem T-Score = −1,5 gleich hoch. Es ist damit in diesem Beispiel um den Faktor 1,5 höher als bei einer Person ohne T2DM mit gleicher Knochendichte.

tient unter Insulintherapie mit RR = 1,8 und beträgt die Krankheitsdauer über 10 Jahre mit RR = 2,4. Treffen die letzteren beiden Umstände beide zu, so würde der höhere Wert von RR = 2,4 gelten, für eine weitere Erhöhung, wenn der aBMD Wert mit einbezogen wird, gibt es leider keine Empfehlung, da hierfür die Daten fehlen.

6.10.2 Wirbelkörperfrakturrisiko

Bei Wirbelkörperfrakturen ist die Datenlage unsicher. Es gibt zwar fünf MAs [5,6,60–62], die aus den 3–8 Veröffentlichungen einen Schätzwert ermitteln, aber überzeugende Daten für ein erhöhtes Frakturrisiko finden sich kaum. Die errechneten Schätzwerte für das RR sind für alle Studien nicht signifikant, mit Ausnahme einer MA, die auf RR = 1,2 kommt [60]. Schaut man auf die einzelnen Studien so finden sich viele Fallkontrollstudien. Daten mit inzidenten Wirbelkörperfrakturen finden sich aus der SOF Studie mit RR = 1,1 (n. s.) [47], der WHI Studie mit RR = 1,3 [65] und aus Registerdaten aus Rochester mit einem herausstechenden Wert von RR = 3,7 (für Frauen 3,1 und für Männer 5,0).

Als Schlussfolgerung mag es ein leicht erhöhtes Wirbelkörperfrakturrisiko für Patienten mit T2DM geben, schlüssig nachgewiesen ist der Effekt aber noch nicht. In einer weiteren MA speziell zum Zusammenhang mit Insulin ergab sich wie auch für Hüftfrakturen, dass Insulingabe ein Indikator für einen schwereren Krankheitsstatus ist: für Wirbelkörperfrakturen war der Effekt einer Insulintherapie in der Größenordnung von RR = 1,3 [63].

Zusammenfassend kann von einem leicht erhöhten Wirbelkörperfrakturrisiko ausgegangen werden, insbesondere bei längerem Verlauf und schwererer Erkrankung mit einem RR = 1,3.

6.10.3 Sonstige Frakturen

Nimmt man alle Frakturtypen zusammen, so wurden die oben für Hüftfrakturen berichteten Zusammenhänge in einer MA analysiert und bestätigt [60]: das Frakturrisiko erhöht sich um den Faktor 1,1 [60] und bei Insulintherapie um den Faktor 1,2 [63]. Eine inadäquate Glukosekontrolle (HbA$_{1c}$ ≥ 7,5 %) erhöhte das Frakturrisiko in der Rotterdam Studie um ein RR = 1,5 [64]. Für nicht-vertebrale Frakturen (unter Einschluss von Hüftfrakturen) wurde in der MA von Vilaca et al. 2020 ein RR = 1,2 ermittelt. Frakturen von Fußknochen zeigten ein RR = 1,4 [60]. Nimmt man all diese Ergebnisse zusammen, so zeigt sich, dass ähnlich wie bei T1DM (aber hier bei T2DM auf deutlich niedrigerem Niveau) das Frakturrisiko primär durch Hüftfrakturen dominiert wird. Das Frakturrisiko für die übrigen Frakturorte ist nur recht gering erhöht, vielleicht mit Ausnahme von Fußknochen.

6.11 Konsequenzen für die Diagnostik in der Praxis

Die Abb. 6.7 beschreibt das diagnostische und therapeutische Vorgehen bei Patienten mit Diabetes nach der Leitlinie des DVO (2017), sofern bei diesen nicht schon direkt eine Osteoporose-Therapieindikation gegeben ist (insbesondere wenn eine

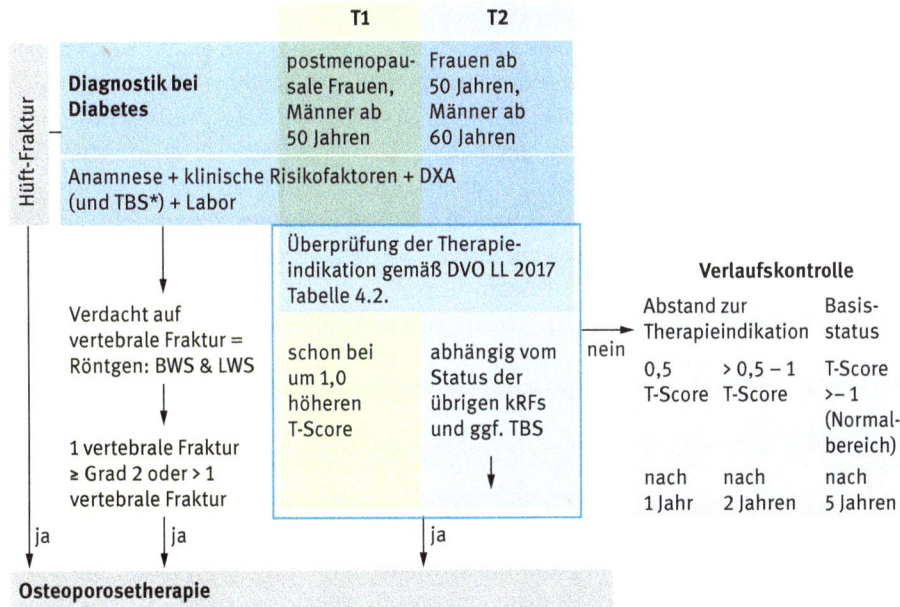

* Optional: Anhebung der Therapiegrenze um + 0,5 T-Scores pro 1,75 SD Z-Score des TBS

Abb. 6.7: Evaluation des Frakturrisikos bei Diabetes. (nach DVO LL 2017).

Schenkelhalsfraktur, multiple Wirbelkörperfrakturen oder eine Wirbelkörperfraktur von mindesten Grad 2 nach Genant vorliegen).

Eine diagnostische Abklärung wird bei T1DM für postmenopausale Frauen und Männer ab 50 Jahren empfohlen, während bei T2DM dies erst bei Frauen ab 50 Jahren und Männern ab 60 Jahren der Fall ist.

Diese diagnostische Abklärung umfasst im Rahmen der sog. Basisdiagnostik die körperliche Untersuchung, die Anamnese mit Erfassung der klinischen Risikofaktoren (kRF), darunter eben auch Diabetes, die Knochendichtemessung mit DXA zur Bestimmung der aBMD und, sofern die Software installiert ist, auch TBS, sowie Laboruntersuchungen, wie in den Leitlinien des DVO näher ausgeführt. Ergibt sich hieraus ein Verdacht auf Wirbelkörperfrakturen, so sollte dieser durch Röntgenaufnahmen oder MRT von Brust- und Lendenwirbelsäule abgeklärt werden.

Sofern das schon oben erwähnte Kriterium für Wirbelkörper-Frakturstatus erfüllt ist, kann direkt eine Therapieempfehlung ausgesprochen werden, sofern andere Ursachen nicht wahrscheinlicher sind und der DXA T-Score tiefer als −2,0 an der LWS, dem Schenkelhals oder dem Gesamtfemur liegt (individuell allerdings auch bei einem höheren T-Score).

Ansonsten wird die Therapieindikation anhand der Tab. 4.2 der Kitteltaschenversion der DVO LL Osteoporose Stand 2017 [66] ermittelt (siehe Kitteltaschenversion der DVO LL: www.dv-osteologie.org). Alter, Geschlecht und niedrigster T-Score der DXA Messung definieren die Zelle in der Tabelle, in der die Therapieindikation abzulesen ist, wenn keine klinischen Risikofaktoren (kRF) vorliegen würden. Liegt ein mäßiger kRF vor, so kann die Therapieschwelle um 0,5 T-Scores erhöht werden; liegen zwei mäßige oder ein starker kRF vor, sogar um 1,0 T-Score.

Wichtig für Diabetes-Patienten: T2TD gilt in Bezug auf diese Verschiebung *nicht* als relevanter kRF, da die Frakturimplikation als zu unsicher gilt, es kommen also nur eventuell vorliegende andere kRFs zum Tragen. T1DM hingegen gilt als starker kRF, erlaubt also die Verschiebung um 1,0 T-Scores − etwaige weitere kRFs führen dann zu keiner weiteren Verschiebung. Eine Therapieempfehlung erfordert in den aktuellen LL außerdem, dass der T-Score niedriger als −2,0 sein sollte.

Mit Bezug auf den Abschnitt zur Frakturrisikoabschätzung sollte hier angemerkt werden, dass die aktuellen DVO-Leitlinien dadurch, dass T2DM nicht zur Therapieschwellen-Verschiebung anerkannt ist, die vorliegende Evidenz, dass der DXA T-Score bei T2DM im Vergleich zu Patienten ohne T2DM um etwa 0,5 nach oben verschoben ist, was ein entsprechend *erniedrigtes* Frakturrisiko bei T2DM vortäuscht, nicht berücksichtigt. Mit anderen Worten: die Verschiebung des aBMD T-Scores bei T2DM ist nachgewiesen und somit sollte eine Verschiebung der Therapieschwelle um 0,5 T-Score bei Patienten mit T2DM gerechtfertigt sein − dies wurde, wie erwähnt, aber in den aktuellen LL des DVO noch nicht berücksichtigt.

Abhilfe könnte hier die Einbeziehung des TBS bringen. Der TBS ist bei T2DM niedriger und spiegelt damit das erhöhte Frakturrisiko wider. Sofern das TBS Ergebnis dies erlaubt, kann die Therapiegrenze um + 0,5 T-Scores pro 1,75 SD Z-Score des TBS erhöht werden.

Für die Therapie bzw. Krankheitsverlaufskontrolle gelten die Vorgaben des DVO, unabhängig vom Vorliegen eines Diabetes: wenn eine Änderung des T-Scores um 0,5 SD die Therapieentscheidung ändern könnte: erneute Messung nach 12 Monaten; wäre eine Änderung von 1,0 SD therapierelevant: erneute Messung nicht vor Ablauf von 2 Jahren. Liegt die Ausgangs-aBMD im Normalbereich (T-Score > −1), ist eine Folgeuntersuchung nach mindestens 5 Jahren ausreichend.

6.12 Zusammenfassung

Das Risiko einer Fraktur ist bei T1DM-Patienten stark erhöht, daher sollten bei diesen Patienten therapeutische Maßnahmen grundsätzlich erwogen werden. Die BMD ist hier meist stark vermindert.

Die Ursachen der mit T2DM assoziierten erhöhten Knochenfragilität, die trotz normaler oder hoher BMD auftritt, bedürfen weiterer Untersuchungen und scheinen von verschiedenen Aspekten abzuhängen. Die Pathogenese der Fraktur ist multifaktoriell: Adipositas, ein erhöhtes Sturzrisiko, Sarkopenie, Komorbiditäten, ein veränderter Glukosestoffwechsel und die Wirkung von Antidiabetika tragen wohl alle dazu bei. Eine Bewertung des Sturzrisikos sollte vorgenommen werden, gegebenenfalls mit der Implementierung von Präventivmaßnahmen.

Die oben dargestellten Aspekte lassen sich hier zusammenfassend wie folgt darstellen:

– BMD bei T1DM-Patienten erniedrigt, bei T2DM-Patienten ist erst nach einem Offset dieser Zusammenhang wieder ersichtlich.
– TBS kann bei T2DM-Patienten einen Mehrgewinn für eine bessere therapeutische Entscheidung bringen.
– In einigen, aber nicht allen Studien konnte eine erhöhte Knochenbrüchigkeit, die mit HRpQCT gemessen wurde, nachgewiesen werden, während ein verringerter Index der Knochenmaterialfestigkeit (BMSi), wie er durch Mikroindentation ermittelt wird, konsistent gezeigt werden konnte [8].
– Die Akkumulation von fortgeschrittenen Glykationsendprodukten im Knochen kann ebenfalls zu einer verminderten Knochenfestigkeit beitragen.
– Die Verwendung von FRAX (mit und ohne BMD) bei Personen mit T2DM unterschätzt das Frakturrisiko [8].
– Longitudinale Studien haben gezeigt, dass das Fracture Risk Assessment Tool (FRAX) und die Knochendichte (BMD) mittels DXA (T-score) Messungen und einem eventuell vorhandenen Trabecular Bone Score (TBS) das individuelle Frakturrisiko vorhersagen können. Hierfür muss allerdings eine Adjustierung vorgenommen werden, um das Risiko nicht zu unterschätzen.

Literatur

[1] Diabetes, https://www.who.int/westernpacific/health-topics/diabetes (accessed 16 May 2021).

[2] International Diabetes Federation (IDF) (2017) IDF Diabetes Atlas. 8th Edition, International Diabetes Federation, Brussels. http://www.diabetesatlas.org/resources/2017-atlas.html – Google Suche, https://diabetesatlas.org/upload/resources/previous/files/8/IDF_DA_8e-EN-final.pdf (accessed 16 May 2021).

[3] Diabetes mellitus Typ 1 und Typ 2. Bundesgesundheitsministerium, https://www.bundesgesundheitsministerium.de/themen/praevention/gesundheitsgefahren/diabetes.html (accessed 16 May 2021).

[4] Fassbender WJ, Willmann B. Diabetes und Osteoporose: Verzweigtes Zusammenwirken. Dtsch Arztebl International. 2016;113:20.

[5] Janghorbani M, Van Dam RM, Willett WC, et al. Systematic Review of Type 1 and Type 2 Diabetes Mellitus and Risk of Fracture. Am J Epidemiol. 2007;166:495–505.

[6] Vestergaard P. Discrepancies in bone mineral density and fracture risk in patients with type 1 and type 2 diabetes—a meta-analysis. Osteoporos Int. 2007;18:427–444.

[7] Ferrari SL, Abrahamsen B, Napoli N, et al. Diagnosis and management of bone fragility in diabetes: an emerging challenge. Osteoporos Int. 2018;29:2585–2596.

[8] Compston J. Type 2 diabetes mellitus and bone. J Intern Med. 2018;283:140–153.

[9] Kanis JA. Assessment of fracture risk and its application to screening for postmenopausal osteoporosis: synopsis of a WHO report. WHO Study Group. Osteoporos Int. 1994;4:368–381.

[10] Siris ES, Chen Y-T, Abbott TA, et al. Bone mineral density thresholds for pharmacological intervention to prevent fractures. Arch Intern Med. 2004;164:1108–1112.

[11] Hough FS, Pierroz DD, Cooper C, et al. MECHANISMS IN ENDOCRINOLOGY: Mechanisms and evaluation of bone fragility in type 1 diabetes mellitus. Eur J Endocrinol. 2016;174:R127-138.

[12] Ferrari S. Diabetes and Bone. Calcif Tissue Int. 2017;100:107–108.

[13] Leslie WD, Aubry-Rozier B, Lamy O, et al. TBS (trabecular bone score) and diabetes-related fracture risk. J Clin Endocrinol Metab. 2013;98:602–609.

[14] Schacter GI, Leslie WD. DXA-Based Measurements in Diabetes: Can They Predict Fracture Risk? Calcif Tissue Int. 2017;100:150–164.

[15] Ma L, Oei L, Jiang L, et al. Association between bone mineral density and type 2 diabetes mellitus: a meta-analysis of observational studies. Eur J Epidemiol. 2012;27:319–332.

[16] Leslie WD, Morin SN, Majumdar SR, et al. Effects of obesity and diabetes on rate of bone density loss. Osteoporos Int. 2018;29:61–67.

[17] Muschitz C, Kautzky-Willer A, Rauner M, et al. Diagnose und Management der Osteoporose bei Diabetes mellitus (Update 2019). Wien Klin Wochenschr. 2019;131:174–185.

[18] Hans D, Barthe N, Boutroy S, et al. Correlations between trabecular bone score, measured using anterior-posterior dual-energy X-ray absorptiometry acquisition, and 3-dimensional parameters of bone microarchitecture: an experimental study on human cadaver vertebrae. J Clin Densitom. 2011;14:302–312.

[19] Winzenrieth R, Michelet F, Hans D. Three-dimensional (3 D) microarchitecture correlations with 2 D projection image gray-level variations assessed by trabecular bone score using high-resolution computed tomographic acquisitions: effects of resolution and noise. J Clin Densitom. 2013;16:287–296.

[20] Muschitz C, Kocijan R, Haschka J, et al. TBS reflects trabecular microarchitecture in premenopausal women and men with idiopathic osteoporosis and low-traumatic fractures. Bone. 2015;79:259–266.

[21] Silva BC, Broy SB, Boutroy S, et al. Fracture Risk Prediction by Non-BMD DXA Measures: the 2015 ISCD Official Positions Part 2: Trabecular Bone Score. J Clin Densitom. 2015;18:309–330.

[22] Dhaliwal R, Cibula D, Ghosh C, et al. Bone quality assessment in type 2 diabetes mellitus. Osteoporos Int. 2014;25:1969–1973.

[23] Kim JH, Choi HJ, Ku EJ, et al. Trabecular bone score as an indicator for skeletal deterioration in diabetes. J Clin Endocrinol Metab. 2015;100:475–482.

[24] McCloskey EV, Oden A, Harvey NC, et al. A Meta-Analysis of Trabecular Bone Score in Fracture Risk Prediction and Its Relationship to FRAX. J Bone Min Res. 2016;31:940–8.

[25] Harvey NC, Glüer CC, Binkley N, et al. Trabecular bone score (TBS) as a new complementary approach for osteoporosis evaluation in clinical practice. Bone. 2015;78:216–224.

[26] Iki M, Fujita Y, Kouda K, et al. Hyperglycemia is associated with increased bone mineral density and decreased trabecular bone score in elderly Japanese men: The Fujiwara-kyo osteoporosis risk in men (FORMEN) study. Bone. 2017;105:18–25.

[27] Melton LJ, Riggs BL, Leibson CL, et al. A bone structural basis for fracture risk in diabetes. J Clin Endocrinol Metab. 2008;93:4804–4809.

[28] Heilmeier U, Carpenter DR, Patsch JM, et al. Volumetric femoral BMD, bone geometry, and serum sclerostin levels differ between type 2 diabetic postmenopausal women with and without fragility fractures. Osteoporos Int. 2015;26:1283–1293.

[29] Burr DB. Bone material properties and mineral matrix contributions to fracture risk or age in women and men. J Musculoskelet Neuronal Interact. 2002;2:201–204.

[30] Burghardt AJ, Issever AS, Schwartz AV, et al. High-resolution peripheral quantitative computed tomographic imaging of cortical and trabecular bone microarchitecture in patients with type 2 diabetes mellitus. J Clin Endocrinol Metab. 2010;95:5045–5055.

[31] Petit MA, Paudel ML, Taylor BC, et al. Bone mass and strength in older men with type 2 diabetes: the Osteoporotic Fractures in Men Study. J Bone Miner Res. 2010;25:285–291.

[32] Patsch JM, Burghardt AJ, Yap SP, et al. Increased cortical porosity in type 2 diabetic postmenopausal women with fragility fractures. J Bone Miner Res. 2013;28:313–324.

[33] Heilmeier U, Cheng K, Pasco C, et al. Cortical bone laminar analysis reveals increased midcortical and periosteal porosity in type 2 diabetic postmenopausal women with history of fragility fractures compared to fracture-free diabetics. Osteoporos Int. 2016;27:2791–2802.

[34] Yu EW, Putman MS, Derrico N, et al. Defects in cortical microarchitecture among African-American women with type 2 diabetes. Osteoporos Int. 2015;26:673–679.

[35] Shanbhogue VV, Hansen S, Frost M, et al. Compromised cortical bone compartment in type 2 diabetes mellitus patients with microvascular disease. Eur J Endocrinol. 2016;174:115–124.

[36] Samelson EJ, Demissie S, Cupples LA, et al. Diabetes and Deficits in Cortical Bone Density, Microarchitecture, and Bone Size: Framingham HR-pQCT Study. J Bone Miner Res. 2018;33:54–62.

[37] Nilsson AG, Sundh D, Johansson L, et al. Type 2 Diabetes Mellitus Is Associated With Better Bone Microarchitecture But Lower Bone Material Strength and Poorer Physical Function in Elderly Women: A Population-Based Study. J Bone Miner Res. 2017;32:1062–1071.

[38] Patsch JM, Rasul S, Huber FA, et al. Similarities in trabecular hypertrophy with site-specific differences in cortical morphology between men and women with type 2 diabetes mellitus. PLOS ONE. 2017;12:e0174664.

[39] Shu A, Yin MT, Stein E, et al. Bone structure and turnover in type 2 diabetes mellitus. Osteoporos Int. 2012;23:635–641.

[40] Farr JN, Drake MT, Amin S, et al. In vivo assessment of bone quality in postmenopausal women with type 2 diabetes. J Bone Miner Res. 2014;29:787–795.

[41] Jepsen KJ, Schlecht SH. Biomechanical Mechanisms: Resolving the Apparent Conundrum of Why Individuals With Type II Diabetes Show Increased Fracture Incidence Despite Having Normal BMD. J Bone Miner Res. 2014;29:784–786.

[42] Güerri-Fernández RC, Nogués X, Quesada Gómez JM, et al. Microindentation for in vivo measurement of bone tissue material properties in atypical femoral fracture patients and controls. J Bone Miner Res. 2013; 28: 162–168.

[43] Malgo F, Hamdy NAT, Papapoulos SE, et al. Bone material strength index as measured by impact microindentation is low in patients with fractures irrespective of fracture site. Osteoporos Int. 2017;28:2433–2437.

[44] Sosa DD, Eriksen EF. Reduced Bone Material Strength is Associated with Increased Risk and Severity of Osteoporotic Fractures. An Impact Microindentation Study. Calcif Tissue Int. 2017;101:34–42.

[45] Furst JR, Bandeira LC, Fan W-W, et al. Advanced Glycation Endproducts and Bone Material Strength in Type 2 Diabetes. J Clin Endocrinol Metab. 2016;101:2502–2510.

[46] Sundh D, Rudäng R, Zoulakis M, et al. A High Amount of Local Adipose Tissue Is Associated With High Cortical Porosity and Low Bone Material Strength in Older Women. J Bone Miner Res. 2016;31:749–757.

[47] Schwartz AV, Sellmeyer DE, Ensrud KE, et al. Older Women with Diabetes Have an Increased Risk of Fracture: A Prospective Study. J Clin Endocrinol Metab. 2001;86:32–38.

[48] Napoli N, Strotmeyer ES, Ensrud KE, et al. Fracture risk in diabetic elderly men: the MrOS study. Diabetologia. 2014;57:2057–2065.

[49] Johnston SS, Conner C, Aagren M, et al. Association between hypoglycaemic events and fall-related fractures in Medicare-covered patients with type 2 diabetes. Diabetes Obes Metab. 2012;14:634–643.

[50] Maurer MS, Burcham J, Cheng H. Diabetes mellitus is associated with an increased risk of falls in elderly residents of a long-term care facility. J Gerontol A Biol Sci Med Sci. 2005;60:1157–1162.

[51] Fan Y, Wei F, Lang Y, et al. Diabetes mellitus and risk of hip fractures: a meta-analysis. Osteoporos Int. 2016;27:219–228.

[52] Shah VN, Shah CS, Snell-Bergeon JK. Type 1 diabetes and risk of fracture: meta-analysis and review of the literature. Diabet Med. 2015;32:1134–1142.

[53] Bai J, Gao Q, Wang C, et al. Diabetes mellitus and risk of low-energy fracture: a meta-analysis. Aging Clin Exp Res. 2020;32:2173–2186.

[54] Vestergaard P, Rejnmark L, Mosekilde L. Relative fracture risk in patients with diabetes mellitus, and the impact of insulin and oral antidiabetic medication on relative fracture risk. Diabetologia. 2005;48:1292–1299.

[55] Hothersall EJ, Livingstone SJ, Looker HC, et al. Contemporary Risk of Hip Fracture in Type 1 and Type 2 Diabetes: A National Registry Study From Scotland. J Bone Miner Res. 2014;29:1054–1060.

[56] Miao J, Brismar K, Nyren O, et al. Elevated Hip Fracture Risk in Type 1 Diabetic Patients: A Population-Based Cohort Study in Sweden. Diabetes Care. 2005;28:2850–2855.

[57] Zhukouskaya VV, Eller-Vainicher C, Vadzianava VV, et al. Prevalence of Morphometric Vertebral Fractures in Patients With Type 1 Diabetes. Diabetes Care. 2013;36:1635–1640.

[58] Vilaca T, Schini M, Harnan S, et al. The risk of hip and non-vertebral fractures in type 1 and type 2 diabetes: A systematic review and meta-analysis update. Bone. 2020;137:115457.

[59] Wang H, Ba Y, Xing Q, et al. Diabetes mellitus and the risk of fractures at specific sites: a meta-analysis. BMJ Open. 2019;9:e024067.

[60] Moayeri A, Mohamadpour M, Mousavi S, et al. Fracture risk in patients with type 2 diabetes mellitus and possible risk factors: a systematic review and meta-analysis. Ther Clin Risk Manag. 2017;13:455–468.

[61] Jia P, Bao L, Chen H, et al. Risk of low-energy fracture in type 2 diabetes patients: a meta-analysis of observational studies. Osteoporos Int. 2017;28:3113–3121.

[62] Dytfeld J, Michalak M. Type 2 diabetes and risk of low-energy fractures in postmenopausal wo-men: meta-analysis of observational studies. Aging Clin Exp Res. 2017;29:301–309.

[63] Zhang Y, Chen Q, Liang Y, et al. Insulin use and fracture risk in patients with type 2 diabetes: A meta-analysis of 138,690 patients. Exp Ther Med. 2019;17:3957–3964. DOI: 10.3892/etm.2019.7461.

[64] Oei L, Zillikens MC, Dehghan A, et al. High Bone Mineral Density and Fracture Risk in Type 2 Dia-betes as Skeletal Complications of Inadequate Glucose Control: The Rotterdam Study. Diabetes Care. 2013;36:1619–1628.

[65] Bonds DE, Larson JC, Schwartz AV, et al. Risk of Fracture in Women with Type 2 Diabetes: the Women's Health Initiative Observational Study. J Clin Endocrinol Metab. 2006;91:3404–3410.

[66] DVO Osteoporose Leitlinien – DVO e. V., https://dv-osteologie.org/osteoporose-leitlinien (ac-cessed 17 May 2021).

7 Diabetes und Osteoporose – Prävention und Therapie

Katja Gollisch, Heide Siggelkow

7.1 Prävention

Menschen mit Diabetes mellitus haben ein erhöhtes Risiko, eine Osteoporose zu entwickeln. Dies führt zu einem bis zu 5-fach erhöhten Frakturrisiko. Präventive Maßnahmen sollen beim Vorliegen eines Diabetes mellitus das Risiko für eine Osteoporose und für Frakturen senken. Hierzu gehören Lebensstilmaßnahmen ebenso wie eine optimale Blutzuckereinstellung mit Hilfe einer Diabetestherapie, die mögliche Einflüsse auf den Knochenstoffwechsel und auf das Sturzrisiko berücksichtigt.

Auf die verschiedenen Aspekte der Osteoporoseprävention bei Diabetespatienten soll im Folgenden eingegangen werden.

7.1.1 Lebensstilmaßnahmen

Lebensstilmaßnahmen in Bezug auf körperliche Aktivität, Ernährung und Nikotinverzicht sind Grundpfeiler der Prävention und Therapie des Diabetes mellitus ebenso wie der Osteoporose.

Körperliche Aktivität

Regelmäßige körperliche Aktivität führt bei Diabetes-Patienten zu einer Gewichtsreduktion und zu einer Verbesserung der Insulinsensitivität. Außerdem werden Muskelkraft, Gleichgewicht und Koordination verbessert, wodurch sowohl das Sturz- als auch das Frakturrisiko gesenkt werden. Bei der Interaktion von Muskulatur und Knochen werden mechanische Stimuli in biochemische Signale umgesetzt, die zu Veränderungen in beiden Geweben führen. Je nach Aktivitätsniveau kommt es so zu einem Aufbau der Muskulatur und einer Stärkung des Knochens oder, im Falle von Inaktivität, zu Sarkopenie und Osteoporose [1]. Die Empfehlung zu regelmäßiger körperlicher Aktivität adressiert bei Diabetes-Patienten also nicht nur die Blutzuckerhomöostase, sondern auch die Knochengesundheit.

Die häufigste Form der körperlichen Aktivität beim älteren Menschen sind tägliche Spaziergänge. Bei Diabetes-Patienten haben regelmäßige Spaziergänge bereits einen positiven Einfluss auf die Insulinsensitivität. Die aktuellen Empfehlungen der Deutschen Diabetes Gesellschaft beinhalten u. a. „Schnelles Gehen" im Sinne eines ausdauerorientierten Bewegungsprogramms zur Steigerung der aeroben Kapazität. Angestrebt werden sollten Einheiten von mindestens 20 Minuten an 6–7 Tagen pro Woche [2]. Auf die Knochendichte haben solche moderaten Aktivitäten nur einen ge-

https://doi.org/10.1515/9783110575774-007

ringen Einfluss [3]. Sie fördern aber nicht nur die allgemeine Gesundheit, sondern senken auch das Frakturrisiko. Dies ist am ehesten dadurch erklärt, dass bei Menschen, die regelmäßig spazieren gehen, das Sturzrisiko gesenkt ist [4].

Auch Krafttraining wird für Menschen mit Diabetes empfohlen, sofern der Blutdruck darunter kontrolliert ist. Die Zunahme der Muskelmasse verbessert die Insulinsensitivität und hat außerdem einen eindeutig positiven Effekt hinsichtlich Osteoporoseprävention. Progressives Krafttraining steigert bei älteren Menschen die Knochendichte; dies möglicherweise effektiver bei Frauen als bei Männern [4]. Hierbei konnte gezeigt werden, dass schon eine geringe Steigerung der Knochendichte zu einer signifikanten Reduktion des Frakturrisikos führte [4]. Empfohlen wird der Beginn des Krafttrainings mit einem Ganzkörper-Kraftausdauertrainingsprogramm mit 2–3 Sätzen pro Muskelgruppe bei 15–20 Wiederholungen und einer Intensität von ca. 50–65 %. Im Verlauf kann das Programm gesteigert werden zu einem Muskelaufbautraining mit 8–12 Wiederholungen und einer Intensität von ca. 70–80 % [2,5].

Eine interessante Ergänzung der körperlichen Aktivität ist das Ganzkörpervibrationstraining. Bei diesem Training werden Übungen auf einer vibrierenden Platte durchgeführt. Allein das Stehen oder Sitzen auf der Platte beansprucht die Muskulatur und kann von älteren Menschen auch mit körperlichen Einschränkungen durchgeführt werden. Die Deutsche Diabetes Gesellschaft empfiehlt Ganzkörpervibrationstraining zur Verbesserung des Gleichgewichts. Der Einfluss von Ganzkörpervibrationstraining auf die Knochendichte kann aufgrund der schwachen Studienlage noch nicht abschließend bewertet werden. Einige kleinere Studien beschreiben eine Verbesserung der Knochendichte insbesondere im Bereich des Femurhalses [6,7]. In einer prospektiven Studie mit 710 postmenopausalen Frauen sahen Leung et al. keine Veränderung der Knochendichte durch Ganzkörpervibrationstraining, jedoch konnte eine Reduktion der Stürze und Frakturen erreicht werden [8].

Zusammenfassend sollten Diabetespatienten im Sinne einer Osteoporoseprophylaxe eine Kombination aus ausdauerorientierten Bewegungsprogrammen und Krafttraining durchführen. Ein Ganzkörpervibrationstraining hat wahrscheinlich zusätzlich positive Effekte und kann insbesondere auch bei Menschen eingesetzt werden, die aufgrund von körperlichen Einschränkungen an Bewegungsprogrammen nicht teilnehmen können [2].

Ernährung

Neben der körperlichen Aktivität ist eine ausgewogene Ernährung die Basis einer jeden Diabetestherapie. Zur Prävention von Osteoporose gibt es bei unzureichender Datenlage keine klaren Ernährungsempfehlungen. Der Dachverband Osteologie fordert aber bei bestehender Osteoporose eine ausreichende Versorgung mit Vitamin D und Calcium. Sofern die empfohlene tägliche Menge von 1000 mg Kalzium und 800 IE Vitamin D nicht erreicht wird, sollen Supplemente eingenommen werden [9] (DVO-Leitlinie 2017).

Betrachtet man Personen mit Diabetes mellitus, so findet man im Vergleich zu gleichaltrigen Kontrollkollektiven niedrigere Vitamin D-Spiegel sowohl bei Typ-1- [10] als auch bei Typ-2-Diabetes mellitus [11]. Ein Vorteil einer Calcium- und Vitamin D-Substitution bzgl. der Entwicklung von Osteoporose bei Diabetes mellitus konnte bisher noch nicht klar nachgewiesen werden. Angesichts des erhöhten Osteoporose- und Frakturrisikos sollte aber bei Patienten mit Diabetes mellitus auf eine ausreichende Versorgung mit Calcium und Vitamin D geachtet werden. Insbesondere bei Adipositas und Insulinresistenz wird häufig ein besonders ausgeprägter Vitamin D-Mangel beobachtet, sodass hier eine höhere Vitamin D-Supplementation erforderlich sein kann. Tatsächlich gibt es Hinweise darauf, dass Vitamin D die Insulinsynthese verbessert, die Insulinresistenz mindert und sogar den Appetit reduziert. Doch auch hier reicht die Datenlage nicht aus, um klare Empfehlungen bzgl. einer Vitamin D-Substitution bei Diabetes mellitus zu geben oder eine solche gar als unterstützende Therapie der Erkrankung zu empfehlen [12,13].

Im Vordergrund der Ernährungsempfehlungen steht bei Patienten mit Diabetes mellitus Typ 2 (T2D) oft das Ziel einer Gewichtsreduktion. Dieses sollte in Hinblick auf die Osteoporoseprävention durchaus in moderater Weise angestrebt werden. Dabei sollte aber durch eine Bewegungstherapie vermieden werden, dass die Muskelmasse abnimmt, da eine Sarkopenie auch bei Adipösen mit erhöhtem Knochenabbau einhergeht [14]. Als ideale Ernährungstherapie, die sowohl den Diabetes mellitus als auch die Osteoporose adressiert, gilt eine mediterrane Diät, reich an monosaturierten Fetten und langkettigen Omega-3-Fettsäuren, sowie Nüssen und Samen. Eine ausreichende Versorgung mit Calcium und Vitamin D sollte gewährleistet sein, wobei Vorsicht bei fettreichen Milchprodukten geboten ist. Alkohol und Salz sollten zurückhaltend konsumiert werden. Auf Nikotin sollte ganz verzichtet werden [15].

7.2 Diabetesmedikamente und Osteoporose

Zur Prävention von Osteoporose sollte eine gute Blutzuckereinstellung angestrebt werden, wobei Unterzuckerungen aufgrund des erhöhten Sturzrisikos vermieden werden sollten. Bei Patienten mit hohem Frakturrisiko kann die Wahl der Diabetesmedikation von Bedeutung sein, da die verfügbaren Diabetesmedikamente eine unterschiedliche Wirkung auf den Knochenstoffwechsel oder auf das Sturzrisiko haben.

7.2.1 Metformin

Metformin ist in den aktuellen Empfehlungen der Deutschen Diabetes Gesellschaft weiterhin das Medikament der ersten Wahl bei der Behandlung von T2D [16]. In Bezug auf den Knochenstoffwechsel wurde in Rattenmodellen beobachtet, dass Metformin die Osteogenese induziert und Knochenheilung verbessert [17]. In klinischen

Studien wurden neutrale oder positive Effekte auf Knochendichte und Frakturrisiko gezeigt [15]. Metformin ist also ein sicheres, wenn nicht sogar knochenprotektives Medikament in der Behandlung von frakturgefährdeten Diabetes Patienten.

7.2.2 Inkretin-basierte Medikamente

Zu den neueren Diabetes Medikamenten gehören die Inkretin-basierten Medikamente, DPP-4-Hemmer und GLP1-Agonisten. Sie beinhalten kein Hypoglykämierisiko. Insbesondere die GLP1-Agonisten werden aufgrund ihrer positiven kardiovaskulären Daten von den Fachgesellschaften zunehmend für kardiovaskulär vorerkrankte Patienten empfohlen. Trotz präklinischer Daten, die einen positiven Effekt von GLP1-Agonisten auf den Knochenstoffwechsel beschrieben [18,19], zeigt sich im klinischen Setting lediglich ein neutraler Effekt [20,21]. Prospektive Studien bzgl. Frakturrisiko gibt es nicht. Metaanalysen zeigen unterschiedliche Ergebnisse, sodass zum aktuellen Zeitpunkt diesbezüglich keine sichere Aussage getroffen werden kann. Bezüglich DPP-4-Hemmern beschreibt eine Metaanalyse keinen Einfluss auf die Frakturrate [22]. Zusammenfassend lassen bisherige Daten schließen, dass Inkretin-basierte Medikamente kein erhöhtes Osteoporose- oder Frakturrisiko mit sich bringen.

7.2.3 SGLT2-Inhibitoren

Auch die Gruppe der SGLT2-Inhibitoren soll entsprechend der aktuellen Diabetes-Leitlinien in der Diabetestherapie frühzeitig eingesetzt werden, insbesondere wenn ein sehr hohes kardiovaskuläres Risiko besteht [16]. Bezüglich der Wirkung auf den Knochen sind die Daten uneinheitlich und möglicherweise präparateabhängig. Unter SGLT2-Inhibitoren wurden eine erhöhte tubuläre Phosphatrückresorption und erhöhte Serumspiegel von Parathormon beobachtet [23]. Dennoch zeigten Studien bzgl. Dapagliflozin und Empagliflozin neutrale Effekte auf das Frakturrisiko [24,25]. Ein dritter Kandidat, Canagliflozin, war allerdings mit einem erhöhten Frakturrisiko assoziiert, sodass letztlich weitere Studien Klarheit bzgl. der Knochensicherheit dieser Medikamente schaffen müssen. Nach aktuellem Stand sollte das in Deutschland aktuell nicht verfügbare Canagliflozin bei frakturgefährdeten Patienten nicht eingesetzt werden, während andere SGLT2-Inhibitoren möglicherweise sicher sind [13].

7.2.4 Sulfonylharnstoffe

Für Sulfonylharnstoffe ist kein direkter Effekt auf den Knochenstoffwechsel bekannt. Dennoch besteht bei Patienten, die Sulfonylharnstoffe erhalten, ein erhöhtes Frakturrisiko, was sich durch die erhöhte Unterzuckerungsgefahr erklärt [26].

7.2.5 Insulin

Insulin ist das obligate Diabetesmedikament bei Diabetes mellitus Typ 1 (T1D) und kommt bei T2D oft nach langjähriger Diabetesdauer zum Einsatz. Pathophysiologisch hat Insulin einen positiven Effekt auf den Knochenstoffwechsel. Im Tiermodell wurde durch Insulin eine Verbesserung der kortikalen aber nicht der trabekulären Knochenmasse beobachtet. Dennoch zeigen klinische Studien ein erhöhtes Frakturrisiko bei Menschen mit T2D unter Insulin. Dies erklärt sich a. e. durch die längere Erkrankungsdauer und durch vermehrte Stürze aufgrund der erhöhten Hypoglykämiegefahr.

7.2.6 Glitazone

Ungünstige Daten bezüglich Osteoporose- und Frakturrisiko haben die in Deutschland wenig eingesetzten Glitazone. Eine große Metaanalyse zeigte ein ca. 2-fach erhöhtes Frakturrisiko bei Frauen unter dieser Medikation aber nicht bei Männern [27]. Passend hierzu zeigten mechanistische *in vivo* und *in vitro* Studien verminderte Knochenbildung unter Glitazonen [28,29]. Zusammenfassend sollten Glitazone bei Frauen mit erhöhtem Frakturrisiko vermieden werden [15].

In der Diabetestherapie gilt der Grundsatz, eine möglichst normnahe Blutzuckereinstellung zu erreichen unter Vermeidung von Hypoglykämien. Hierdurch sollen sowohl akute als auch langfristige Komplikationen vermieden werden. In Hinblick auf die hohe Osteoporosegefahr bei Diabetes mellitus sollte dieser Grundsatz umso mehr geachtet werden. Die Vermeidung von Unterzuckerungen reduziert das akute Sturz- und damit Frakturrisiko. Langfristig beeinflussen Folgeerkrankungen wie die diabetische Polyneuropathie oder die diabetische Retinopathie das Sturzrisiko ungünstig [30].

7.2.7 Zusammenfassung Prävention der Osteoporose bei Diabetes mellitus

Zusammenfassend beinhaltet die Prävention von Osteoporose beim Patienten mit Diabetes mellitus verschiedene Aspekte (siehe Tab 7.1). Ohnehin als Grundpfeiler der Diabetestherapie etabliert, sollten Bewegungsmaßnahmen und eine ausgewogene Ernährung durchgeführt werden. In Hinblick auf den Knochenstoffwechsel ist bei Empfehlungen einer Gewichtsreduktion der Bewegungsaspekt zum Knochenschutz essenziell. Bei Ernährungsempfehlungen sollte auf eine ausreichende Versorgung mit Calcium und Vitamin D hingewiesen werden. Auf Nikotin sollte unbedingt verzichtet werden. Bei der Therapie des T2D stellen insbesondere Metformin und Inkretin-basierte Medikamente sichere Therapien bzgl. des Knochenstoffwechsels dar. Die Knochenwirkung von SGLT-2 Hemmern ist noch nicht abschließend geklärt. Bei Therapien mit Sulfonylharnstoffen oder Insulin muss die Unterzuckerungsgefahr und das damit eingehende Sturzrisiko berücksichtigt werden. Glitazone sollten aufgrund des hierunter erhöhten Frakturrisikos vermieden werden. Insgesamt sollte eine normnahe Blutzuckereinstellung unter Vermeidung von Hypoglykämien angestrebt werden.

Tab. 7.1: Zusammenfassung der Empfehlungen zur Osteoporose Prävention bei Diabetes mellitus.

Körperliche Aktivität	
ausdauerorientiertes Bewegungsprogramm	z. B. Schnelles Gehen, Nordic Walking Beginn: 5 min tgl., Steigerung: mind. 20 min an 6–7 Tagen/ Woche
progressives Krafttraining	1. Kraftausdauer: 2–3 Sätze pro Muskelgruppe, 15–20 Wdh., 50–65 % Intensität 2. Muskelaufbau: 8–12 Wdh., 70–80 % Intensität
Ganzkörpervibrationstraining	kann erwogen werden
Ernährungsempfehlungen	ausreichende Versorgung mit Calcium (1000 mg tgl.) und Vitamin D (800 IE tgl.) Mediterrane Diät mit monosaturierten Fetten und langkettigen Omega-3-Fettsäuren, Nüsse und Samen, wenig Alkohol und Salz
Nikotinverzicht	
Diabetesmedikation	normnahe Blutzuckereinstellung unter Vermeidung von Hypo- glykämien, Metformin und Inkretin-basierte Medikamente bevorzugen, Glitazone vermeiden

7.3 Effekt der antiosteoporotischen Medikation auf den Glukosemetabolismus

Für die Therapie der Osteoporose sind aktuell Bisphophonate, selektive Östrogen-rezeptormodulatoren (SERMs) (Raloxifen und Bazedoxifen [nur in der Schweiz verfügbar]), Teriparatid, Denosumab und Romosozumab zugelassen. Zur Frage, ob die für die Osteoporose eingesetzten Medikamente einen Effekt auf den Diabetes oder die Glukosetoleranz haben, liegen nur wenige Daten vor. In einem kürzlichen Review wurden 32 Studien identifiziert, die zu dieser Frage ausgewertet werden konnten, allein 18 Studien beschäftigten sich mit dem Effekt der SERMs, 17 Studien davon mit Raloxifen [31].

7.3.1 Bisphosphonate

Zu dem Effekt von Bisphosphonaten allgemein auf den Diabetes sind zwei Studien vor allem relevant. In einer retrospektiven offenen Kohortenstudie wurden Daten der englischen Hausärzte von 35.998 Patienten mit Bisphosphonattherapie mit 126.459 alters- und geschlechtsadaptierten Kontrollen verglichen. Dabei fand sich eine Reduktion des T2D auf 50 % (0,52; 95 % Konfidenzintervall [CI], 0,48–0,56; P < 0,0001), dieser Effekt war auch unabhängig vom Body Mass Index (BMI) oder dem jeweiligen Bisphosphonat. Keine der Betroffenen hatte vor der Studie einen Diabetes mellitus. Anscheinend hat jedoch die Dauer der Therapie einen Einfluss. Auffällig war, dass das Risiko für T2D nach 1 bis 2,5 Jahren Therapie erst zunahm und dann nach eine Therapiedauer von > 5 Jahren deutlich reduziert war [32]. Eine andere retrospektive Studie verwendete Daten eines Registers für Knochendichtemessungen, um den Effekt einer neu begonnenen Bisphosphonattherapie auf die Inzidenz des Diabetes zu untersuchen. Bei den im Mittel 65-jährigen Frauen fand sich keine erhöhte Inzidenz eines T2D nach 4,2 Jahren Therapie (3,7 % Therapiegruppe [n = 9664] und 4,2 % in der Gruppe ohne Bisphosphonate [n = 23,976]) [33].

Spezifisch für die einzelnen Bisphosphonate liegen nur Studien für Alendronat und Zoledronat vor. Für Alendronat existieren z. B. Daten aus der FIT Studie (Fracture Interventions Trial), in der randomisiert, placebokontrolliert Alendronat 5 mg/ Tag für 2 Jahre und dann 10 mg/Tag im Anschluss (n = 3084) mit Placebo (n = 3067) verglichen wurde. Nach vier Jahren fand sich kein Unterschied bezüglich Glukosetoleranz oder Inzidenz eines Diabetes [34]. Eine nationale Kohortenstudie aus Dänemark, in der Betroffene mit Medikamenten gegen Osteoporose (n = 103.562) mit drei alters- und geschlechtsadaptierten Kontrollen verglichen wurden (n = 310.683), zeigte keinen Unterschied bezüglich T1D durch Alendronat. Es zeigte sich aber eine Reduktion in T2D (hazard ratio 0,71; 95 % CI, 0,59–0,85) abhängig von der Dosis des eingenommenen Alendronat (≥ 1 defined daily dose [DDD] pro Tag: HR = 0,22, 95 % CI 0,12–0,41, P < 0,01) [35]. Die Studie wurde aber wegen fehlender Adjustierung für Gewicht bzw. BMI und Unterschieden in den beiden Gruppen kritisiert, die die Ergebnisse weniger valide erscheinen lassen [31]. Für Zoledronat liegen Daten aus der randomisierten, placebokontrollierten HORIZON Studie (Health Outcomes and Reduced Incidence with Zoledronic Acid Once Yearly Pivotal Fracture Trial) vor. Postmenopausale Frauen wurden mit Zoledronsäure 5 mg/Jahr für 3 Jahre (n = 3537) oder mit Placebo (n = 3576) behandelt. Nach 4 Jahren fand sich kein Unterschied bezüglich der Nüchternglukose oder der Inzidenz eines Diabetes [34]. Eine kleine prospektive Studie (n = 24) fand auch keinen Unterschied nach 12 Monaten Therapie mit Zoledronsäure bezüglich des Glukosestoffwechsels [36]. In einer prospektiven randomisierten doppelblinden Studie wurden 2000 Frauen mit Osteopenie mit Zoledronsäure alle 18 Monate für 6 Jahre auf verschiedene Endpunkte untersucht [37]. Es zeigte sich zwar eine deutliche Fraktursenkung, aber in den aktuellen Nachauswertungen kein Effekt auf die Inzidenz eines Diabetes mellitus; Glukosemesswerte waren allerdings auch nicht im Rahmen der Studie gemessen worden (Inzidenz T2D Plaze-bogruppe n = 20, Zoledronatgruppe n = 19, [p = 0,87]) [38,39].

7.3.2 Denosumab

Daten der FREEDOM Studie (Fracture Reduction Evaluation of Denosumab in Osteo-porosis Every 6 Months trial) mit Denosumab (n = 3535) im Vergleich zu Placebo (n = 3541) über 3 Jahre prospektiv randomisiert und doppelblind zeigen keinen Ef-fekt auf den Glukosestoffwechsels [34]. Eine Nachanalyse in den Frauen mit Prädia-betes oder Diabetes fand keinen Einfluss von Denosumab auf die Nüchternglukose [40]. In einer anderen Studie wurde 24 Wochen nach Therapie in 48 postmenopau-salen Frauen kein Unterschied bezüglich Glukosetoleranz und HOMA-IR gemessen [41]. Auch 4 und 12 Wochen nach Injektion von Denosumab fanden sich keine Unter-schiede in postmenopausalen Frauen im oralen Glukosetoleranztest bezüglich Nüch-ternglukose, postprandialer Messwerte und HOMA-IR. Allerdings zeigte sich eine bessere hepatische Insulinsensitivität nach 4 Wochen und nach 12 Wochen bessere HbA1c Werte [42]. In einem aktuellen translationalen Ansatz wurden Knochenbiop-sien von Frauen unter Denosumabtherapie mit Biopsien von nicht-behandelten Per-sonen oder mit anderen Medikamenten behandelten Personen verglichen [43]. Es zeigte sich ein Einfluss von Denosumab auf den Glukosestoffwechsel durch signifi-kante Senkung des HbA1c nach 12 Monaten im Vergleich zu Bisphosphonat oder eine Basistherapie mit Calcium und Vitamin D [43]. Bei Personen, die mit Denosumab be-handelt wurden, wurden niedrigere Serumwerte für DPP4 und erhöhte Werte für das Glukagon-ähnliche Peptid gemessen (GLP-1). Die Autoren identifizierten sogenannte *Coupling*-Faktoren in den Osteoklasten (LIF, CREG2, CST3, CCBE1, und DPP4), die ei-ne mögliche Verbindung zwischen Energiestoffwechsel und Knochen herstellen könnten [43]. Diese Daten würden Denosumab möglicherweise eine wichtige Rolle bei der Behandlung des diabetischen Knochens zuweisen.

7.3.3 Teriparatid

Studien mit Teriparatid zu dem Thema Glukosestoffwechsel sind eher klein. Nach 6 Monaten Therapie stieg die Nüchternglukose und der HOMA-IR in 23 post-menopausalen Frauen an [44]. Im Gegensatz dazu fand eine Studie an 25 Frauen kei-nen Effekt auf den Glukosemetabolismus nach 6 Monaten (Glukose nüchtern und postprandial, HOMA-IR), auch wenn eine Stunde nach Injektion die stimulierten Glu-kosespiegel unterschiedlich waren [45]. Eine andere kleine prospektive Studie an postmenopausalen Frauen mit schwerer Osteoporose (n = 14) zeigte keine Wirkung auf den Glukosestoffwechsel nach 12 und 18 Monaten Therapie mit Teriparatid [36].

7.3.4 SERMS

Die Zahl der Studien zu Raloxifen ist deutlich größer als für die anderen Therapieformen [31]. Eine Studie bei postmenopausalen Frauen mit T2D zeigte einen Abfall des HbA1c-Wertes [46]. Bei postmenopausalen Frauen ohne Diabetes kam es zu einer Verbesserung der Insulinsensitivität und der Nüchternglukose [47,48]. Allerdings fanden vierzehn Studien keinen signifikanten Effekt von Raloxifen auf den Glukosestoffwechsel [31]. Auch für Bazedoxifen konnte in der einzigen vorliegenden Studie nach 12 Wochen Behandlung kein relevanter Effekt auf die Parameter des Glukosemetabolismus nachgewiesen werden [49].

7.3.5 Romosozumab

Als aktuellstes für die Therapie der Osteoporose zugelassenes Medikament mit einem komplett anderen Wirkungsansatz wären bei diesem Medikament Effekte auf den Glukosestoffwechsel denkbar, da Romosozumab über die Stimulation von Osteocalcin auf den Insulinstoffwechsel einwirkt. In einer Querschnittsstudie wurden höhere Sklerostinwerte in Betroffenen mit T2D (n = 74) im Vergleich zu Kontrollen (n = 50) gemessen. Allerdings waren die Werte höher bei höherer Knochendichte [50]. Dass die Knochendichte bei T2D auch in Bezug auf Sklerostin eine weniger große Rolle spielt, dafür spricht auch eine Querschnittsstudie an postmenopausalen Frauen mit Diabetes (n = 146) und Männern (n = 175), die zeigen kann, dass das Frakturrisiko bei höheren Sklerostinwerten unabhängig von der Knochendichte mit dem Frakturrisiko von Wirbelkörperfrakturen korreliert [51]. Bei T1D fand sich in einer Querschnittsstudie an Männern und postmenopausalen Frauen (n = 128) mit T1D kein Zusammenhang der Knochenumbauparameter mit den Sklerostinspiegeln [52], was zur unterschiedlichen Pathogenese der Osteoporose bei T1D und T2D passen würde.

Bezüglich der Effekte von Romosozumab finden sich in den Zulassungsstudien keine eindeutigen Hinweise auf das Auftreten eines Diabetes mellitus [53]. Eine vor dem Peer Review veröffentlichte Studie, die bereits allgemein zugänglich ist, analysierte genetische Varianten des Gens für Sklerostin SOST. Varianten, die auch die Knochendichte erhöhten, waren mit einem erhöhten Risiko von T2D verbunden (Odds Ratio, 1,15; 95 % CI, 1,05–1,27; P = 0,003) [54]. Diese Studie ist aber bisher nicht regulär publiziert, so dass die Wertigkeit der Daten unklar bleibt.

In dem öffentlich zugänglichen Report der European Medicine Agency zur Zulassung von Romosozumab wird aber dezidiert zur Frage des Glukosemetabolismus Stellung bezogen. Dosierungen, die der aktuellen Zulassung entsprechen zeigten danach keinen signifikanten Effekt auf die Nüchternglukosewerte in präklinischen und klinischen Studien [55].

Insgesamt haben die Medikamente zur Therapie der Osteoporose bisher minimale Effekte auf den Glukosestoffwechsel. Interessant sind allerdings die Daten zu den

Bisphosphonaten, die zumindest in einigen Studien eine Verbesserung der Glukose-metabolismus zeigen. Auch Denosumab zeigt präklinisch und translational erste positive Effekt auf den Glukosemetabolimus.

7.4 Effekt der antiosteoporotischen Medikation bei Diabetes mellitus

Es existieren keine Studien, die prospektiv, randomisiert und doppelblind den Effekt von Osteoporosemedikamenten auf das Frakturrisiko bei Betroffenen mit Diabetes untersucht haben. Die vorliegenden Daten beruhen auf Nachanalysen von Subgruppen vorhandener Zulassungsstudien oder auch von Beobachtungsstudien (siehe Tab. 7.2).

7.4.1 Bisphosphonate

In der bereits weiter oben erwähnten FIT Studie wurden postmenopausale Frauen mit einem T-Score < −1,6 randomisiert mit Alendronat oder Placebo über 3 Jahre behandelt (Alendronat 5 mg/Tag für 2 Jahre und dann 10 mg/Tag im Anschluss [n = 3084] mit Placebo [n = 3067]). T2D (n = 297) war definiert durch Angabe von den Betroffenen selbst, durch die Verwendung von Diabetesmedikamenten oder durch einen zufällig gemessenen Glukosewerte von ≥ 200 mg/dl. In der Subgruppen-analyse war das Ansprechen der Knochendichte bei den Frauen mit Diabetes genauso gut, wie bei den Frauen ohne Diabetes [56]. Eine kleine retrospektive Studie an 28 Frauen mit Diabetes untersuchte das Ansprechen der BMD an verschiedenen Messorten im Vergleich zu einer alters- und BMI-adaptierten Kontrolle mit gleicher Therapiedauer. Es fand sich ein vergleichbares Ansprechen im Bereich der Wirbelsäule, aber an den peripheren Messorten an Femurhals, Femur gesamt und Unterarm kam es zu einer Abnahme der BMD im Vergleich zur Kontrolle [57].

Daten aus dem dänischen Gesundheitsregister wurden zur Identifizierung von Betroffenen verwendet, die neu mit Alendronat eingestellt waren (n = 38.088). Bei Adhärenz von > 80 % wurde nach 6 Monaten das Ansprechen auf die Therapie anhand neuer Frakturen überprüft. Bei 5,5 % traten neue Frakturen von Wirbelsäule, Hüfte, Ober- oder Unterarm auf, ein Diabetes mellitus beeinflusste dabei das Frakturrisiko nicht [58]. Eine andere Kohortenstudie aus Dänemark untersuchte alle Betroffenen mit Osteoporosetherapie zwischen 1996 und 2006 (n = 103.562) im Vergleich zu 3 alters- und geschlechtsapdaptierten Kontrollen aus der allgemeinen Bevölkerung (n = 310.683) [59]. Die Autoren fanden keinen Unterschied bei Betroffenen mit Diabetes im Vergleich zu den Kontrollen bezüglich der Effektivität der Bisphosphonate. Insbesondere zeigte sich auch kein Unterschied bei Betroffenen mit T1D oder T2D [59].

Bezüglich Risedronat findet sich eine Studie aus Japan, die Daten aus mehreren Phase-3-Studien kombiniert. Dafür wurden Daten von 885 Betroffenen analysiert, die Risedronat erhielten. Für die Analyse wurden die Daten derjenigen mit Diabetes (n = 53) mit denen ohne Diabetes (n = 832) gegenübergestellt. Es fand sich kein Unterschied bezüglich des Ansprechens der BMD auf die Therapie mit Risedronat nach 48 Wochen Therapie [60].

Es konnten keine Studien bezüglich Ibandronat und Zoledronat auf BMD oder Frakturrisiko speziell bei Patienten mit Diabetes identifiziert werden mit den Schlagworten Osteoporose, Diabetes, Name des spezifischen Bisphosphonates, Therapie.

7.4.2 Denosumab

Denosumab ist ein RANKL-spezifischer Antikörper, der zur Therapie der Osteoporose, die die kortikale Knochendichte betrifft, besonders gut geeignet ist. Diese Eigenschaft könnte für die Therapie der Osteoporose beim Diabetes von besonderem Vorteil sein, da der kortikale Knochen bei Diabetes mellitus besonders betroffen ist [61]. Völlig unerwartet sind daher die Frakturdaten bei Betroffenen mit Diabetes aus der FREEDOM-Studie [62]. Patienten mit Diabetes zeigten zwar den gleichen Anstieg der BMD an allen Messorten und auch eine gute Reduktion des Wirbelkörperfrakturrisikos wie diejenigen ohne Diabetes unter Denosumab. Die nicht-vertebralen Frakturen nahmen unter Denosumab aber zu, so für Radius, Rippen, Humerus und Ulna. Vor allem Rippen und Unterarmfrakturen im 2. Jahr beeinflussen die Zahlen. In der Extensionsstudie war die Frakturrate der nicht-vertebralen Frakturen dann wieder identisch zu den nicht-Diabetes-Betroffenen. Auch eine Crossover-Analyse zeigte keine erhöhte vertebrale Frakturrate. Die Hüftfrakturen wurden von 4 in der Placebogruppe auf 1 in der Denosumabgruppe reduziert.

Da die kortikale Knochendichte die peripheren Frakturen beeinflusst, passen die Ergebnisse nicht zu den Erwartungen und den präklinischen Daten. Für die aktuelle Subgruppenanalyse der FREEDOM-Studie wurden die Betroffenen rückwirkend nach den Kriterien der American Diabetes Association identifiziert (antidiabetische Medikation und/oder Nüchternglukose ≥ 126 mg/dL [7 mmol/L] bei der Ausgangsuntersuchung, Werte für HbA1c existierten nicht). Von den 7808 randomisierten Personen der FREEDOM-Studie erfüllten 508 (6,5 %) zu Beginn die Kriterien für Diabetes, 266 (52,4 %) erhielten Denosumab und 242 (47,6 %) erhielten Placebo. Personen mit Diabetes waren älter, hatten einen höheren BMI und niedrigere Knochenumbauparameter, aber BMD T-Score, prävalente Frakturen, 25-OH Vitamin D-Werte und Nierenfunktion waren ähnlich. Die Verwendung der antidiabetischen Medikation war in beiden Gruppen mit Diabetes gleich. Die Autoren erklären die diskrepanten Befunde mit einem höheren Risiko für Stürze, die in der FREEDOM-Studie aber nicht dokumentiert wurden. Weiterhin werden die retrospektive Auswertung und die relativ kleine Zahl der Betroffenen mit Diabetes, die sicher auch nicht eine Durchschnittsgruppe von Diabetikern darstellt, als möglicherweise verfälschende Faktoren diskutiert [62].

Eine plazebokontrollierte Phase-2-Studie, die den Effekt von Denosumab auf Parameter der Knochendichte und Knochenqualität einschließlich der kortikalen Porosität in postmenopausalen Frauen mit T2D untersuchen sollte (NCT03457818), musste leider wegen Recruitment Problemen aufgrund der COVID Pandemie frühzeitig beendet werden. Somit fehlen weiterhin prospektive Daten, die helfen, den Effekt von Denosumab bei T2D zu verstehen.

7.4.3 Teriparatid

Daten für Teriparatid bei Diabetes liegen aus einer Nachanalyse einer Beobachtungsstudie vor, der sogenannten DANCE-Studie. Dabei wurden Männer und Frauen über 24 Monate mit Teriparatid behandelt und im Anschluss weitere 24 Monate beobachtet. Zielparameter waren die Frakturrate im Vergleich zwischen den Monaten 0–6 mit den Monaten 6–24 und Änderung der BMD im Bereich der Wirbelsäule. Für Patienten mit T2D lag die Frakturinzidenz bei 3,5 per 100 Patientenjahren in den Monaten 0–6 und bei 1,6 in den Monaten 6 bis 24 (47 % Reduktion, 95 % CI 12–187 %). Für Patienten ohne Diabetes lagen die Daten in einem ähnlichen Bereich mit 3,2 and 1,8 zwischen den beiden Zeitfenstern (57 % Reduktion, 95 % CI 39–83 %). Der Diabetes hatte somit keinen signifikanten Einfluss auf das Frakturgeschehen (p = 0,858). Während der Anstieg der BMD sich bezüglich Wirbelsäule und Gesamthüfte nicht unterschied, zeigte sich ein besseres Ansprechen der BMD im Bereich des Schenkelhalses in T2D Patienten als bei Betroffenen ohne Diabetes (+ 0,34 T-Score und + 0,004 g/cm^2, p = 0,014) [63].

7.4.4 SERMS

In der Nachanalyse der MORE Studie (*the Multiple Outcomes of Raloxifene Evaluation*) wurde bei 2282 Frauen der Effekt von Raloxifen auf das vertebrale Frakturrisiko untersucht. In der univariaten Analyse nur korrigiert für die BMD der LWS fand sich ein tendenziell stärkerer Effekt der Therapie bei Patientinnen mit Diabetes OR: 2,17, 95 % CI: 0,93, 5,06 p = 0,07. Dieser Effekt war bei der multivariaten Analyse aber nicht mehr nachweisbar [64]. Die dänischen Kohortendaten zeigten keinen Unterschied im Ansprechen auf die Therapie zwischen Frauen mit oder ohne Diabetes im Vergleich zu Kontrollen [59]. Daten der RUTH-Studie (*Raloxifene Use for the Heart Trial*) untersuchten postmenopausale Frauen unabhängig von einer Osteoporose mit einem hohen Risiko für eine koronare Herzerkrankung bezüglich des Effektes von Raloxifen auf das Frakturrisiko. Die Autoren konnten zeigen, dass der Effekt von Raloxifen auf die Wirbelkörperfrakturen (64 versus 97 Ereignisse; HR, 0,65; 95 % CI, 0,47–0,89) unabhängig von einem vorhandenen Diabetes war [65].

7.4.5 Romosozumab

Sklerostin scheint eine zentrale Rolle für die Pathogenese der Knochenveränderungen beim Diabetes mellitus zu spielen. Im Mausmodell für T2D konnten durch die Applikation mit einem Sklerostin-Antikörper die Knochenveränderungen bezüglich Knochendichte, Knochenstabilität und Frakturheilung rückgängig gemacht werden [66]. Romosozumab ist ein Sklerostin-Antikörper, der sehr effektiv das Risiko für klinische und vertebrale Frakturen in postmenopausalen Frauen senkt [53]. Zu Romosozumab liegen bisher bezüglich der Effektivität bei Betroffenen mit und ohne Diabetes oder als Nachauswertung der Zulassungsstudien keine öffentlich zugänglichen Daten vor.

Tab. 7.2: Effekt einer Osteoporosemedikation auf BMD und Frakturrisiko bei T2D.

Medikation	BMD	Frakturrisiko (im Vgl. zu P. ohne Diabetes mell.)
Alendronat	↑	Ø/→
Risedronat	↑	Ø
Ibandronat	Ø	Ø
Zoledronat	Ø	Ø
Raloxifen	Ø	↓/→
Teriparatid	↑	→
Denosumab	↑	↑/→
Romosozumab	Ø	Ø

↑ Anstieg, ↓ Abfall, → keine Änderung, Ø keine Daten verfügbar, BMD Knochendichte

7.4.6 Zusammenfassung Therapie der Osteoporose bei Diabetes mellitus

Eine klare Evidenz, die eine Therapieempfehlung bei Betroffenen mit T1D oder T2D und Osteoporose ermöglichen würde, existiert bisher nicht. Die unzureichend geklärte Pathophysiologie der Knochenerkrankung bei T1D und T2D erschwert weiterhin die Entscheidung für eine spezifische Therapie. Prospektive Studien zur Effektivität der verschiedenen Osteoporosemedikamente liegen in dieser Patientengruppe nicht vor. Anhand der Beobachtungsstudien scheint die Effektivität der regulären Medikation bei Betroffenen mit Diabetes aber genauso gut zu sein, wie bei Menschen ohne

Diabetes. Trotz der unterschiedlichen Pathophysiologie zeigen Daten keinen Unterschied im Ansprechen auf die Therapie bezüglich T1D und T2D. In den aktuellen Leitlinien des Dachverbandes Osteologie sind der T1D und der T2D risikoadaptiert für die Therapieentscheidung verwendbar (siehe Abb. 7.1). Die Indikation für die verschiedenen Osteoporosemedikamente kann somit anhand der regulären Therapieempfehlungen getroffen werden [13,67], wobei allerdings die Zunahme der nicht-vertebralen Frakturen unter Denosumab verunsichert [62]. Hilfreich für die Therapieentscheidung könnten aktuell die positiven Effekte der Bisphosphonate auf die Inzidenz des Diabetes sein und auch die Senkung des HbA1c unter Denosumab. Insgesamt wären prospektive Studien zur Prävention und Therapie der Knochenbeteiligung bei den verschiedenen Diabetesformen wichtig, um die mit den Frakturen verbundene Morbidität in dieser Patientengruppe zu reduzieren.

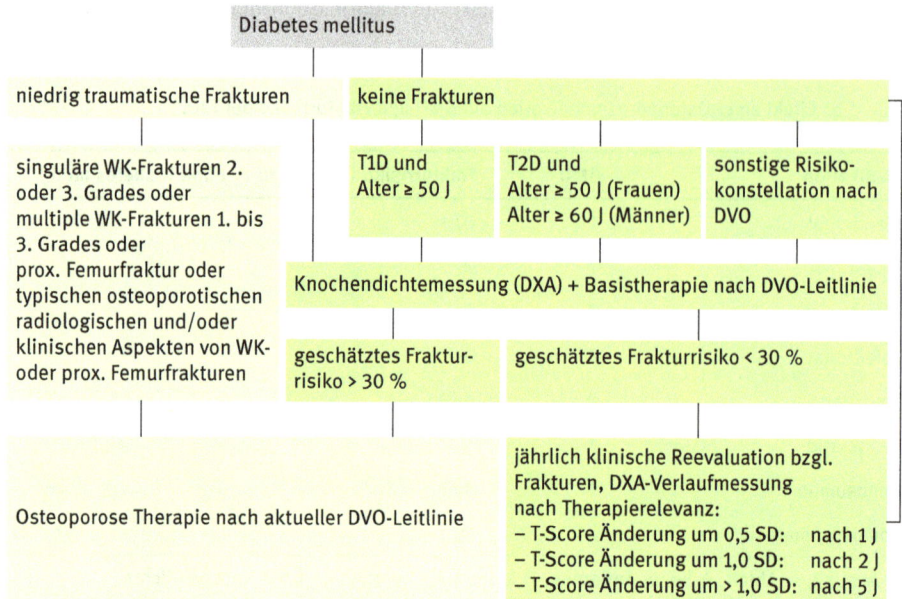

Diabetes mellitus

niedrig traumatische Frakturen

keine Frakturen

singuläre WK-Frakturen 2. oder 3. Grades oder multiple WK-Frakturen 1. bis 3. Grades oder prox. Femurfraktur oder typischen osteoporotischen radiologischen und/oder klinischen Aspekten von WK- oder prox. Femurfrakturen

T1D und Alter ≥ 50 J

T2D und Alter ≥ 50 J (Frauen) Alter ≥ 60 J (Männer)

sonstige Risikokonstellation nach DVO

Knochendichtemessung (DXA) + Basistherapie nach DVO-Leitlinie

geschätztes Frakturrisiko > 30 %

geschätztes Frakturrisiko < 30 %

Osteoporose Therapie nach aktueller DVO-Leitlinie

jährlich klinische Reevaluation bzgl. Frakturen, DXA-Verlaufmessung nach Therapierelevanz:
– T-Score Änderung um 0,5 SD: nach 1 J
– T-Score Änderung um 1,0 SD: nach 2 J
– T-Score Änderung um > 1,0 SD: nach 5 J

Abb. 7.1: Diagnostisches Vorgehen und Frakturrisikoevaluation bei Diabetes mellitus anhand der AWMF-Leitlinie Osteoporose 2017 des Dachverbandes Osteologie e. V. T1D: Typ-1-Diabetes, T2D: Typ-2-Diabetes, SD: Standardabweichung.

Literatur

[1] Herrmann M, Engelke K, Ebert R, et al. Interactions between Muscle and Bone—Where Physics Meets Biology. Biomolecules. 2020;10(3):432.

[2] Esefeld K, Heinicke V, Kress S, et al. Diabetes, Sport und Bewegung. Diabetologie und Stoffwechsel. 2019;14(S 2):S214-S21.

[3] Langsetmo L, Hitchcock CL, Kingwell EJ, et al. Physical Activity, Body Mass Index and Bone Mineral Density— Associations in a Prospective Population-based Cohort of Women and Men: The Canadian Multicentre Osteoporosis Study (CaMos). Bone. 2012;50(1):401–8.

[4] McMillan LB, Zengin A, Ebeling PR, Scott D. Prescribing Physical Activity for the Prevention and Treatment of Osteoporosis in Older Adults. Healthcare (Basel). 2017;5(4).

[5] Yang Z, Scott CA, Mao C, Tang J, Farmer AJ. Resistance exercise versus aerobic exercise for type 2 diabetes: a systematic review and meta-analysis. Sports Med. 2014;44(4):487–99.

[6] Gusi N, Raimundo A, Leal A. Low-frequency vibratory exercise reduces the risk of bone fracture more than walking: a randomized controlled trial. BMC Musculoskelet Disord. 2006;7:92.

[7] Verschueren SMP, Roelants M, Delecluse C, et al. Effect of 6-month whole body vibration training on hip density, muscle strength, and postural control in postmenopausal women: a randomized controlled pilot study. J Bone Miner Res. 2004;19(3):352–9.

[8] Leung KS, Li CY, Tse YK, et al. Effects of 18-month low-magnitude high-frequency vibration on fall rate and fracture risks in 710 community elderly—a cluster-randomized controlled trial. Osteoporos Int. 2014;25(6):1785–95.

[9] DVO. Prophylaxe, Diagnostik und Therapie der Osteoporose bei postmenopausalne Frauen und bei Männdern. Leitlinie des Dachverband der Deutschsprachigen Wissenschaftlichen Osteologischen Gesellschaften e. V. 2017.

[10] Pozzilli P, Manfrini S, Crinò A, et al. Low levels of 25-hydroxyvitamin D3 and 1,25-dihydroxyvitamin D3 in patients with newly diagnosed type 1 diabetes. Horm Metab Res. 2005;37(11):680–3.

[11] Hurskainen A-R, Virtanen JK, Tuomainen T-P, Nurmi T, Voutilainen S. Association of serum 25-hydroxyvitamin D with type 2 diabetes and markers of insulin resistance in a general older population in Finland. Diabetes Metab Res Rev. 2012;28(5):418–23.

[12] Cândido FG, Bressan J. Vitamin D: link between osteoporosis, obesity, and diabetes? Int J Mol Sci. 2014;15(4):6569–91.

[13] Ferrari SL, Abrahamsen B, Napoli N, et al. Diagnosis and management of bone fragility in diabetes: an emerging challenge. Osteoporos Int. 2018;29(12):2585–96.

[14] Villareal DT, Chode S, Parimi N, et al. Weight loss, exercise, or both and physical function in obese older adults. N Engl J Med. 2011;364(13):1218–29.

[15] Paschou SA, Dede AD, Anagnostis PG, et al. Type 2 Diabetes and Osteoporosis: A Guide to Optimal Management. J Clin Endocrinol Metab. 2017;102(10):3621–34.

[16] Landgraf R, Aberle J, Birkenfeld AL, et al. Therapie des Typ-2-Diabetes. Diabetologie und Stoffwechsel. 2019;14(S 2):S167-S87.

[17] Molinuevo MS, Schurman L, McCarthy AD, et al. Effect of metformin on bone marrow progenitor cell differentiation: in vivo and in vitro studies. J Bone Miner Res. 2010;25(2):211–21.

[18] Li J, Fu L-Z, Liu L, Xie F, Dai R-C. Glucagon-Like Peptide-1 (GLP-1) Receptor Agonist Liraglutide Alters Bone Marrow Exosome-Mediated miRNA Signal Pathways in Ovariectomized Rats with Type 2 Diabetes. Med Sci Monit. 2017;23:5410–9.

[19] Pereira M, Jeyabalan J, Jørgensen CS, et al. Chronic administration of Glucagon-like peptide-1 receptor agonists improves trabecular bone mass and architecture in ovariectomised mice. Bone. 2015;81:459–67.

[20] Driessen JHM, de Vries F, van Onzenoort H, et al. The use of incretins and fractures – a meta-analysis on population-based real life data. Br J Clin Pharmacol. 2017;83(4):923–6.

[21] Mabilleau G, Mieczkowska A, Chappard D. Use of glucagon-like peptide-1 receptor agonists and bone fractures: a meta-analysis of randomized clinical trials. J Diabetes. 2014;6(3):260–6.

[22] Fu J, Zhu J, Hao Y, Guo C, Zhou Z. Dipeptidyl peptidase-4 inhibitors and fracture risk: an updated meta-analysis of randomized clinical trials. Sci Rep. 2016;6:29104.

[23] Taylor SI, Blau JE, Rother KI. Possible adverse effects of SGLT2 inhibitors on bone. Lancet Diabetes Endocrinol. 2015;3(1):8–10.

[24] Kohler S, Kaspers S, Salsali A, Zeller C, Woerle HJ. Analysis of Fractures in Patients With Type 2 Diabetes Treated With Empagliflozin in Pooled Data From Placebo-Controlled Trials and a Head-to-Head Study Versus Glimepiride. Diabetes Care. 2018;41(8):1809–16.

[25] Ljunggren Ö, Bolinder J, Johansson L, et al. Dapagliflozin has no effect on markers of bone formation and resorption or bone mineral density in patients with inadequately controlled type 2 diabetes mellitus on metformin. Diabetes Obes Metab. 2012;14(11):990–9.

[26] Picke A-K, Campbell G, Napoli N, Hofbauer LC, Rauner M. Update on the impact of type 2 diabetes mellitus on bone metabolism and material properties. Endocr Connect. 2019;8(3):R55-R70.

[27] Zhu Z-N, Jiang Y-F, Ding T. Risk of fracture with thiazolidinediones: an updated meta-analysis of randomized clinical trials. Bone. 2014;68:115–23.

[28] Benvenuti S, Cellai I, Luciani P, et al. Rosiglitazone stimulates adipogenesis and decreases osteoblastogenesis in human mesenchymal stem cells. J Endocrinol Invest. 2007;30(9):RC26-30.

[29] Liu L, Aronson J, Huang S, et al. Rosiglitazone inhibits bone regeneration and causes significant accumulation of fat at sites of new bone formation. Calcif Tissue Int. 2012;91(2):139–48.

[30] Bokan-Mirković V, Škarić-Karanikić Ž, Nejkov S, Vuković M, Ćirović D. Diabetic Polyneuropathy and Risk of Falls: Fear of Falling and Other Factors. Acta Clin Croat. 2017;56(4):721–7.

[31] Paschou SA, Dede AD, Anagnostis PG, et al. Type 2 Diabetes and Osteoporosis: A Guide to Optimal Management. The Journal of clinical endocrinology and metabolism. 2017;102(10):3621–34.

[32] Toulis KA, Nirantharakumar K, Ryan R, Marshall T, Hemming K. Bisphosphonates and glucose homeostasis: a population-based, retrospective cohort study. The Journal of clinical endocrinology and metabolism. 2015;100(5):1933–40.

[33] Yang S, Leslie WD, Morin SN, Majumdar SR, Lix LM. Antiresorptive therapy and newly diagnosed diabetes in women: a historical cohort study. Diabetes, obesity & metabolism. 2016;18(9):875–81.

[34] Schwartz AV, Schafer AL, Grey A, et al. Effects of antiresorptive therapies on glucose metabolism: results from the FIT, HORIZON-PFT, and FREEDOM trials. Journal of bone and mineral research. 2013;28(6):1348–54.

[35] Vestergaard P. Risk of newly diagnosed type 2 diabetes is reduced in users of alendronate. Calcified tissue international. 2011;89(4):265–70.

[36] Passeri E, Dozio E, Mendola M, et al. Treatment with teriparatide might be associated with cardiometabolic changes in postmenopausal severe osteoporotic women. Journal of biological regulators and homeostatic agents. 2015;29(4):931–40.

[37] Reid IR, Horne AM, Mihov B, et al. Fracture Prevention with Zoledronate in Older Women with Osteopenia. The New England journal of medicine. 2018;379(25):2407–16.

[38] Reid IR, Horne AM, Mihov B, et al. Effects of Zoledronate on Cancer, Cardiac Events, and Mortality in Osteopenic Older Women. Journal of bone and mineral research. 2020;35(1):20–7.

[39] Reid IR, Horne AM, Mihov B, et al. Zoledronate Slows Weight Loss and Maintains Fat Mass in Osteopenic Older Women: Secondary Analysis of a Randomized Controlled Trial. Calcified tissue international. 2020;106(4):386–91.

[40] Napoli N, Pannacciulli N, Vittinghoff E, et al. Effect of denosumab on fasting glucose in women with diabetes or prediabetes from the FREEDOM trial. Diabetes/metabolism research and reviews. 2018;34(4):e2991.

[41] Lasco A, Morabito N, Basile G, et al. Denosumab Inhibition of RANKL and Insulin Resistance in Postmenopausal Women with Osteoporosis. Calcified tissue international. 2016;98(2):123–8.

[42] Passeri E, Benedini S, Costa E, Corbetta S. A Single 60 mg Dose of Denosumab Might Improve Hepatic Insulin Sensitivity in Postmenopausal Nondiabetic Severe Osteoporotic Women. International journal of endocrinology. 2015;2015:352858.

[43] Weivoda MM, Chew CK, Monroe DG, et al. Identification of osteoclast-osteoblast coupling factors in humans reveals links between bone and energy metabolism. Nature communications. 2020;11(1):87.

[44] Celer O, Akalin A, Oztunali C. Effect of teriparatide treatment on endothelial function, glucose metabolism and inflammation markers in patients with postmenopausal osteoporosis. Clinical endocrinology. 2016;85(4):556–60.

[45] Anastasilakis A, Goulis DG, Koukoulis G, et al. Acute and chronic effect of teriparatide on glucose metabolism in women with established osteoporosis. Experimental and clinical endocrinology & diabetes. 2007;115(2):108–11.

[46] Hadjadj S, Gourdy P, Zaoui P, et al. Effect of raloxifene – a selective oestrogen receptor modulator – on kidney function in post-menopausal women with Type 2 diabetes: results from a randomized, placebo-controlled pilot trial. Diabetic medicine. 2007;24(8):906–10.

[47] Cagnacci A, Arangino S, Renzi A, Zanni AL, Volpe A. Raloxifene does not influence flow-mediated endothelium-dependent and endothelium-independent vasodilatation of osteopenic postmenopausal women. American journal of obstetrics and gynecology. 2003;188(2):313–7.

[48] Lee CC, Kasa-Vubu JZ, Supiano MA. Differential effects of raloxifene and estrogen on insulin sensitivity in postmenopausal women. Journal of the American Geriatrics Society. 2003;51(5):683–8.

[49] Yoshii T, Yamada M, Minami T, et al. The Effects of Bazedoxifene on Bone, Glucose, and Lipid Metabolism in Postmenopausal Women With Type 2 Diabetes: An Exploratory Pilot Study. Journal of clinical medicine research. 2015;7(10):762–9.

[50] Garcia-Martin A, Rozas-Moreno P, Reyes-Garcia R, et al. Circulating levels of sclerostin are increased in patients with type 2 diabetes mellitus. The Journal of clinical endocrinology and metabolism. 2012;97(1):234–41.

[51] Yamamoto M, Yamauchi M, Sugimoto T. Elevated sclerostin levels are associated with vertebral fractures in patients with type 2 diabetes mellitus. The Journal of clinical endocrinology and metabolism. 2013;98(10):4030–7.

[52] Neumann T, Hofbauer LC, Rauner M, et al. Clinical and endocrine correlates of circulating sclerostin levels in patients with type 1 diabetes mellitus. Clinical endocrinology. 2014;80(5):649–55.

[53] Cosman F, Crittenden DB, Adachi JD, et al. Romosozumab Treatment in Postmenopausal Women with Osteoporosis. The New England journal of medicine. 2016;375(16):1532–43.

[54] Bovijn J, Krebs K, Chen C-Y, et al. Lifelong genetically lowered sclerostin and risk of cardiovascular disease. bioRxiv preprint 2019;Feb. 1, 2019.

[55] EMA. Assessment report Evenity International non-proprietary name: romosozumab. EMA/26554/2020 Committee for Medicinal Products for Human Use (CHMP), 2019 EMEA/H/C/004465/0000 Contract No.: EMA/26554/2020.

[56] Keegan TH, Schwartz AV, Bauer DC, Sellmeyer DE, Kelsey JL. Effect of alendronate on bone mineral density and biochemical markers of bone turnover in type 2 diabetic women: the fracture intervention trial. Diabetes care. 2004;27(7):1547–53.

[57] Dagdelen S, Sener D, Bayraktar M. Influence of type 2 diabetes mellitus on bone mineral density response to bisphosphonates in late postmenopausal osteoporosis. Advances in therapy. 2007;24(6):1314–20.

[58] Abrahamsen B, Rubin KH, Eiken PA, Eastell R. Characteristics of patients who suffer major os-teoporotic fractures despite adhering to alendronate treatment: a National Prescription registry study. Osteoporosis international. 2013;24(1):321–8.

[59] Vestergaard P, Rejnmark L, Mosekilde L. Are antiresorptive drugs effective against fractures in patients with diabetes? Calcified tissue international. 2011;88(3):209–14.

[60] Inoue D, Muraoka R, Okazaki R, Nishizawa Y, Sugimoto T. Efficacy and Safety of Risedronate in Osteoporosis Subjects with Comorbid Diabetes, Hypertension, and/or Dyslipidemia: A Post Hoc Analysis of Phase III Trials Conducted in Japan. Calcified tissue international. 2016;98(2):114–22.

[61] Burghardt AJ, Issever AS, Schwartz AV, et al. High-resolution peripheral quantitative computed tomographic imaging of cortical and trabecular bone microarchitecture in patients with type 2 diabetes mellitus. The Journal of clinical endocrinology and metabolism. 2010;95(11):5045–55.

[62] Ferrari S, Eastell R, Napoli N, et al. Denosumab in postmenopausal women with osteoporosis and diabetes: Subgroup analysis of FREEDOM and FREEDOM extension. Bone. 2020;134:115268.

[63] Schwartz AV, Pavo I, Alam J, et al. Teriparatide in patients with osteoporosis and type 2 dia-betes. Bone. 2016;91:152–8.

[64] Johnell O, Kanis JA, Black DM, et al. Associations between baseline risk factors and vertebral fracture risk in the Multiple Outcomes of Raloxifene Evaluation (MORE) Study. Journal of bone and mineral research. 2004;19(5):764–72.

[65] Ensrud KE, Stock JL, Barrett-Connor E, et al. Effects of raloxifene on fracture risk in post-menopausal women: the Raloxifene Use for the Heart Trial. Journal of bone and mineral re-search. 2008;23(1):112–20.

[66] Hamann C, Rauner M, Hohna Y, et al. Sclerostin antibody treatment improves bone mass, bone strength, and bone defect regeneration in rats with type 2 diabetes mellitus. Journal of bone and mineral research. 2013;28(3):627–38.

[67] Costantini S, Conte C. Bone health in diabetes and prediabetes. World journal of diabetes. 2019;10(8):421–45.

Stichwortverzeichnis

A

ACCORD-Studie   50
Adipogenese   44
Adipositas   12, 26, 80-81
ADOPT Studie   45
advanced glycation endproducts   23
AGE   45
AGEs   89
Albiglutid   55
ALP   45
atraumatische Fraktur   85

B

BAP   72
Basis-Laboruntersuchungen   76
Biomarker   10
Bisphosphonate   109, 112, 116
Blutzuckerkontrolle   11
BMD   79
BMSi   88
Body mass index   26
Body Mass Index   81
Body Mass Index (BMI)   13
Bone Mineral Density   79-80

C

Calcitonin   53
Calciumhomöostase   69
Canagliflozin   57
CANVAS   58
CANVAS-Renal   58
carboxyterminales Propeptid des Typ I-Prokol-
       lagen   72
Carotis-Plaques   34
Chair-Rising-Time   14
chronische Entzündungsreaktion   74
CTX   45
Cushing   14

D

Dapagliflozin   57
Denosumab   108, 110, 112-116, 119-120
Deoxypyridinolin   56
Desoxypyridinolin   70
Diabetes   79
Diabetes mellitus   67

diabetische Osteopathie   43
Dickkopf-related-protein 1   51
Dlx5   52
DPP-4-Hemmer   106
Dual X-ray Absorptiometry   80
Dulaglutid   55
DXA   80
DXA-Methode   20

E

Empagliflozin   57
EMPA-REG-OUTCOME   58
Endokrines System   28
Epidemiologie   5
Ernährung   104
Exenatid   54
Exendin-4   53

F

FGF23   57
Fischöl   33
Flüssigkeitsretention   48
Formationsmarker   72
Frakturen   6
Frakturrate   82
Frakturrisiko   19
FRAX   90
FRAX Score   9

G

Ganzkörpervibrationstraining   104
Gefäßverkalkung   29
Gewichtszunahme   48
GIP   52
Gleichgewichtsstörungen   36
Glitazone   11, 107
GLP-1   52
GLP1-Agonist   106
GLP-2   52
Glucagon-like-Peptide   28
glykämische Kontrolle   80
glykämischen Index   83
Glykierung   23
glykosylierte Hämoglobinspiegel   89

H

Handkraft 14
Harnblasenkarzinome 48
HBA1c-Wert 24
Herzinsuffizienz 48
hochauflösende periphere quantitative Compu-
    tertomographie 11
HRpQCT 86
Hüftfrakturrisiko 91

I

IGF-1 44, 52
Immunsystems 30
inflammatorische Prozesse 75
Inhibition der Knochenneubildung 75
Inkretine 11
Insulin 28, 79, 107
Insulin-like-growth Faktor 1 28
Insulinresistenz 14, 75
Insulinsensitivität 34
Insulintherapie 7
intaktes Osteocalcin 73

K

Kalkplaques 30
Klinische Risikofaktoren 90
Knochenaktivitätsmarker 14
Knochenalterung 52
knochenanaboler Effekt 44
Knochendichte 20, 80
Knochenfestigkeit 83, 86
Knochenfragilität 19
Knochenmikroarchitektur 43
Knochenmineraldichte 79
Knochenneubildung 28
Knochenqualität 10, 81
Knochenturnover 47
Knochenumbaumarker 21
Kohortenstudien 91
Kollagenfibrillen 88
Komorbiditäten 80
körperliche Aktivität 103
kortikale Knochenstruktur 87
kortikale Porosität 53
Krafttraining 104, 108
Krankheitsdauer 7, 11

L

Lead-3 Studie 54
Lebensstilmaßnahmen 103
Leitlinie 6
Leptin 28
Linagliptin 55
Liraglutid 53
Lixisenatid 55

M

Manitoba-Kohorte 82
mesenchymale Stammzellen 44
Metaanalysen 91
metabolisches Syndrom 12, 75
Metformin 11, 105
Mikroarchitektur 86
Mikroindentation 80, 88
Muskelaktivität 13
Muskelfunktion 15
Muskelmasse 13
Muskelschwund (Sarkopenie). 13

N

Neuropathie 36
nicht-skelettale sturzbedingte Verletzungen 7
n-terminales Propeptid des Typ I-Prokollagen 72
NTX 47
NTX (N-Terminales Telopeptid des Typ I Kolla-
    gen) 71
NTX (N-Terminales Telopeptid des Typ I Kolla-
    gens) 71
Nüchternblutzucker (IFG impaired fasting
    glucose) 14

O

Osteoblasten 20
Osteoblastenprodukt 72
Osteocalcin 28, 53
Osteogenese 44
Osteoklasten 21
Osteopenie 83
Osteoporose 67, 79
Osteoporosediagnostik 80
OsteoProbe-Technik 88
Osteozyten 20, 54
Osterix 52

P

Parathormon   57, 69
peak bone mass   80
periostalen Oberfläche   88
Phosphat   69
PINP   45
pleiotrope Effekte   69
Porosität   24
PPARγ   48
PPARγ1   51
PPARγ2   51
Prävalenz   79
Prävention   34, 103
Pyridinolin   70

Q

QCT   86
Quantitative Computertomographie   86

R

Radius   87
Raloxifen   108, 111, 114-115
RANKL   44
RECORD-Studie   48
Registerstudien   91
Rochester Studie   47
Romosozumab   108, 111, 115, 119
Rotterdam Studie   93
Runx2   44, 52

S

Sarkopenie   80, 90
SAVOR-TIMI 53   56
Saxagliptin   55
Sclerostin   51
Semaglutid   53
SERMS   111, 114
SGLT2-Inhibitoren   11, 106
Sitagliptin   55
Sklerostin   22

spezifische Knochenumbau- Parameter   76
Spongiosaanteil   87
STS-Power   14
Sturzrisiko   35, 43
Sulfonylharnstoffe   11, 106

T

TBS   80
Teriparatid   108, 110, 114-115
TGF-β/BMP   52
Tibia   87
Trabecular Bone Score   80
Trabecular Bone Score (TBS)   10
trabekulären   82
T-Score   80
Typ 1 Diabetes   8
Typ 1 Kollagen   55
Typ 1 Prokollagen   72
T-Zellen   33-34

U

UK Prospective Diabetes Study,   47
Ultraschall   89
uncarboxyliertes Osteocalcin   73

V

Vildagliptin   55
Vitamin D   30, 68, 104
Vitamin D Supplementation   33

W

Wnt   52

Z

Zwei-Spektren-Röntgen-Absorptiometrie
    Methode   80

B

β-Crosslaps (CTX)   71

www.ingramcontent.com/pod-product-compliance
Lightning Source LLC
Chambersburg PA
CBHW062014210326
41458CB00075B/5411